U0299530

The First Survivors
of Alzheimer's

重生之路

阿尔茨海默病的
预防与逆转

How Patients Recovered
Life and Hope in Their Own Words

［美］戴尔·E. 布来得森　著
（Dale E. Bredesen）

潘宇雷　译

中信出版集团 | 北京

图书在版编目（CIP）数据

重生之路：阿尔茨海默病的预防与逆转 / （美）戴尔·E. 布来得森著；潘宇雷译 . -- 北京：中信出版社，2022.5

书名原文：The First Survivors of Alzheimer's ：How Patients Recovered Life and Hope in Their Own Words

ISBN 978-7-5217-4207-7

Ⅰ . ①重… Ⅱ . ①戴… ②潘… Ⅲ . ①阿尔茨海默病－防治 Ⅳ . ① R749.1

中国版本图书馆 CIP 数据核字 (2022) 第 057369 号

重生之路：阿尔茨海默病的预防与逆转

著者： 　　[美] 戴尔·E. 布来得森
译者： 　　潘宇雷
出版发行：中信出版集团股份有限公司
　　　　　（北京市朝阳区惠新东街甲 4 号富盛大厦 2 座　邮编　100029）
承印者： 　中国电影出版社印刷厂

开本：880mm×1230mm 1/32　印张：7　字数：168 千字
版次：2022 年 5 月第 1 版　印次：2022 年 5 月第 1 次印刷
京权图字：01–2022–2030　书号：ISBN 978–7–5217–4207–7
定价：59.00 元

献给黛博拉、克莉丝汀、朱莉、玛茜、莎莉、爱德华和弗兰克：
是你们的勇气、付出和开放的思想，为数百万像你们这样的人铺平了道路。
我代表所有人感谢你们！

目录

2 第二部分
朝着希望的世界迈进 _ 121

前　言

失败的转化

要想走得快，那就自己走；
要想走得远，大家一起走。

——非洲谚语

　　阿尔茨海默病是一种很常见的疾病，很有可能发生在我们自己或者亲友的身上。假设某一天你被诊断患上了阿尔茨海默病，医生没有宣布"这是个不治之症"，而是告知你这个疾病很容易治疗，你的认知功能有希望恢复正常，更重要的是，你的孩子们可以放心，他们自己、他们的孩子、家族的后代都可以避免这个疾病的威胁。这完全是命运的逆转，能够改变人生，并且这种逆转的影响会代代相传。这就是我和同事们奋斗了三十多年的工作目标，并且我们的研究已经形成了一套治疗方法。

"一种无法治疗的疾病终于可以得到治疗了"，第一次听到这个说法的时间点你还能记得清楚吗？纵观历史，人类攻克了一个又一个疾病，通常是依据生物化学研究，有时候用的是民间偏方，甚至少数时候纯粹靠愚蠢的运气。无论采用什么方法，每找到一种疾病的治疗方法，刚开始人们都会感到不可思议：已经被判"死刑"的上万人甚至上百万人突然被"赦免"，每个人都有了希望和未来。历史上这些攻克疾病的例子一直激励着我，其中每一个案例都为人类做出了非常有价值的贡献。

20世纪40年代，十几岁的纳吉夫住在印度的一个村庄里，他发了高烧、头痛，并且已经昏迷。他被人用牛车从村子送到城里，城里的医生诊断他为细菌性脑膜炎，在当时这是一种典型的快速致命的疾病。然而这一次，医生对纳吉夫的父母说："要是在上周，我都没有办法救你们的儿子，不过有一种新药刚刚从英国送来。这种新药叫青霉素。"纳吉夫没有死，并且完全康复了。之后发生的事情引起了我们所有人的关注：纳吉夫的儿子是我见过的最有天赋的生物医学研究人员之一，他的研究为有效的抗病毒治疗带来了希望。

无论是爱德华·詹纳研制的历史上第一个疫苗（有人指出詹纳拯救的生命比人类历史上其他任何人都要多），还是弗雷德里克·班廷和查尔斯·贝斯特发现的胰岛素（拯救了数百万糖尿病患者），抑或何大一研制的有效治疗艾滋病的鸡尾酒疗法，每一位先驱都是从绝望中召唤出了希望，在不断重复的现实中激起涟漪，创造了前所未有的无限可能，并且永远地改变了人类世界的未来。

　　你将在本书中读到7位好转患者用自己的语言亲自讲述的故事，这7位也是开拓者。你将读到克莉丝汀的讲述，她是第一个采用我们治疗方案的人。她眼看着母亲陷入痴呆，随后又被医生告知，自己也在遭受同样的命运，并且没有治疗的希望。如果换作我们，从医生那里听到这样的消息会有什么样的感受呢？你会读到黛博拉的故事，她非常痛苦，因为她深爱的父亲和祖母都死于阿尔茨海默病，让她震惊的是，她自己也出现了同样的症状，她还担心自己孩子们的未来会怎样。还有爱德华，他被告知出于疾病原因，必须关停他的生意，并且处理好相关事务。玛茜总是记不起往停车收费计价器里投币，因此堆积了几十张停车罚单。莎莉是一位护理学教师，她总是教导她的学生们针对阿尔茨海默病没有有效的治疗药物，她自己曾尝试开发一种药物，但没有成功。弗兰克计划写一本书，记录自己患病的过程。最后是朱莉，她请教了一位神经科专家，希望帮助她避免大脑机能的进一步衰退，得到的回答却是一句"祝你好运！"只有亲身经历过的幸存者才能深度描述这些想法、担忧、感受和最终的胜利。

　　这些开拓者仍在探索中。PET（正电子发射型计算机断层显像）、MRI（磁共振成像）扫描确诊，家族史，医生的预测，都没能阻拦他们幸存下来。这要归功于他们的好奇心、勤奋、勇气和决心。他们不断寻找新的治疗方案，鼓足勇气去解决那些导致认知功能衰退的潜在致病问题，坚定地采用我们提供的方案。

需要预防和逆转认知功能衰退的数百万人，现在有了清晰的治疗方案。开拓者促进了我们思考，对于阿尔茨海默病以及阿尔茨海默病早期症状、轻度认知功能障碍和主观认知功能障碍这些疾病的评估、预防和治疗的常规方法，都需要转变。

但是要实现这种转变，为什么需要那么长的时间呢？阿尔茨海默病最早在1906年就被发现，直到一个多世纪后的2012年，才有第一批病患开始执行新的治疗方案。为什么需要这么长时间？之前的治疗方案与本书自述好转患者接受的治疗方案都存在显而易见的区别。从1906年至2012年，人们一直在接受一种削足适履式的治疗方法。采用这种方法治疗，每个患者都要吃一种药，比如安理申（盐酸多奈哌齐片），这种药与治疗认知功能衰退完全无关。

与之前的治疗方法不同的是，本书中自述好转的患者都要先接受评估，分析是哪些因素导致其认知功能衰退，再采用针对这些致病因素的个性化医疗方案，我们称之为 ReCODE 治疗方案①。有些人感染源不明。你可以从玛茜的故事中看到，她患上了埃利希氏体病，这是一种由蜱虫叮咬引起的比较常见的疾病，同时治疗这种疾病和其他导致玛茜认知功能衰退的疾病，对于取得最佳疗效非常重要。再比如莎莉，她曾经暴露于霉菌毒素中，防止她再次接触霉菌是治疗成功的关键。你将会看到每个

---

① ReCODE 是 Reversal of Cognitive Decline 的缩写，意为逆转认知功能衰退。ReCODE 治疗方案由布来得森及其团队研究、设计，从认知、饮食、运动、环境等多角度切入，循序渐进地治疗阿尔茨海默病。——编者注

人都有不同的病因，因此针对每个人的最佳治疗方案也是不同的。

针对阿尔茨海默病这类复杂的慢性疾病，我们不应该盲目治疗，而是应该对付潜在的致病因素。盲目地治疗阿尔茨海默病，就像是随机指到一个方向，然后做手势祈祷，希望这样就能把太空舱降落到月球上一样。然而，这确实是全球许多阿尔茨海默病治疗中心采用的治疗方法。为什么会这样？

答案就在非洲谚语中："要想走得快，那就自己走；要想走得远，大家一起走。"在许多情况下，这句话是很好的建议。大家一起走，确实可以走得够远，但要是方向错了，会怎么样？你会发现你比出发时距离目标更远了，而更糟糕的是，你所在的团队一直在试图说服大家方向是正确的，尽管所有的证据都在驳斥这个说法。团队成员都已经将他们的生计与这个错误的方向联系在一起了，包括大型筹款活动、新药开发、制药的巨额利润、出版可以打开职业上升通道的作品、生物技术初创公司、批准款项的权利、庆祝仪式等。改变方向几乎是不可能的了。科学和医学变成了政治，而在政治中，真理是最没有力量的。

有一个非常好的消息，即阿尔茨海默病的治疗所依赖的基础研究是相当可靠、可重复，甚至是简洁的。关于阿尔茨海默病的病理学、流行病学、微生物学和生物化学研究已经有很多，发表的生物医学论文也已经超过了10万篇。因此，我们是有与阿尔茨海默病这个魔鬼对弈所需的工具的，相关研究是可靠的，数据是准确的，对这个魔鬼的策略和行动我们也已经很了解了。但是在把这些成果转化为有效的治疗方案方面，我们是失败的。

大家都跟随着这个大队伍，所以研究阿尔茨海默病防治的整个领域在倒退！专家甚至说，不建议检查阿尔茨海默病最重要的遗传风险因素载脂蛋白 E4 基因，因为我们"对这个病无能为力"。专家告诉我们："没有任何方法可以预防、逆转或延缓阿尔茨海默病。"然而，经过多组同行评议的论文批驳了这个说法。

若是主诉与轻度认知功能障碍相关，专家会跟我们说："可能不是阿尔茨海默病，不用担心，如果是这个病，现在也没什么办法治疗，没必要提前来就诊。"事实上，在阿尔茨海默病被确诊之前大约 20 年，大脑就已经潜在地发生了变化。正如本书自述患者所发现的那样，在预防和逆转方面我们可以做大量的工作。越早开始，疗效越好。如果出现了认知功能方面的问题，尽管与阿尔茨海默病并不相关，患者依然希望能得到治疗。

许多人会被专家告知，记忆方面的问题"只是正常衰老的一种表现"，这就耽误了治疗。每年检查时，医生都说"你的身体很好"，直到最后，"哦，是阿尔茨海默病呀，针对这种病，只有一种没什么疗效的药物，没有其他治疗方法"。有一点我再怎么强调也不过分：年龄的增长不应该伴随认知功能问题的产生，所谓与年龄相关的记忆力减退，就意味着有不对劲的地方。找到致病原因并有效地治疗，越早治疗越好。

记忆的丧失"只是正常衰老的一种表现"，这种观点是如此普遍，以至于延误了该有的评估，造成了广泛的误解。一位出色的医生来找我的时候带了本《老年时光》，最终他被确诊为阿尔茨海默病。他带来的病历中有淀粉样 PET 扫描报告单、FDG-PET 扫描报告单（FDG 即为氟代脱氧葡萄糖，可以检测出大脑消耗了多少葡萄糖）和 MRI 扫描报告单，并且显示出有强相关的家族史和载脂蛋白 E4 基因的遗传易感性。尽管有上述检查结果，这位医生之前还是被告知这只是与年龄增长有关的轻微的记忆力改变！然而我们对他检测的结果表明，如果不进行有效的干预，最终他就会被送进私立养老院。很幸运的是，他现在很好。

那些专家告诉我们不用做基因检测，没什么意义，记忆丧失只是正常衰老的一种表现。他们大多数人都没有说出最重要的一点：那些丧失记忆的人的孩子应该在 40 多岁的时候就开始接受评估，并且接受有针对性的预防治疗，以终止与上一代相似的记忆丧失。

现在对认知功能衰退的评估、预防和治疗都是落后的，不仅仅是医生告知不及时，我们的应对也不及时。我不止一次从患者那里听到："没那么糟糕，我爱人的记忆力本来就不好。"我想起一个老笑话。丈夫鲍勃对妻子莎蒂说："我很担心你的记性，所以我们来做一个小测试，你能不能去厨房煎两个荷包蛋、几个土豆饼和三块培根，再给我来一杯黑咖啡？"莎蒂感觉可笑："这太容易了！"她说着小跑进厨房。鲍勃听到厨房里锅碗瓢盆乒乒乓乓的声音，大概过了 15 分钟，莎蒂出来了，得意地端着一只玻璃杯，杯里装满了冰激凌，上面盖着软糖、搅打发泡的奶油，还撒了坚果。鲍勃抬头疑惑地看着她，并抱怨道："嘿，你忘记在上面放樱桃了！"如果你们夫妻二人都表现出了记忆力减退，那意味着你们双方都需要接受评估！双方都接受治疗的夫妻，经常会在自我管理方面互相帮助，让彼此的治疗都更加容易坚持下去。

专家们总是在说："有前景的药物正在研发中。"这种话已经听了几十年了。1980年的时候，告诉我们到1990年就应该有某种有效的方法了；而到了1990年，又说2000年应该会有。就这样一直往后推。现在已经有超过400项临床试验失败了。这些失败的临床试验都认为，阿尔茨海默病患者大脑中的淀粉样蛋白是病因，数十亿美元被花费在研发和测试去除淀粉样蛋白的单克隆抗体[①]上。提高阿尔茨海默病患者认知功能方面的试验一个接一个都失败了：从巴比努珠单抗到索拉尼珠单抗，还有甘特尼单抗，以及最近的阿杜卡诺单抗。[②]

阿杜卡诺单抗被认为是这些年来最有希望治疗阿尔茨海默病的候选药物，其制药公司渤健的股票市值增长了几十亿美元。这并不奇怪，因为一种真正有效的阿尔茨海默病药物，毫无疑问是市场迫切需要的，很有可能其价值会达到1 000亿美元。但是什么时候经济赌注变得如此之高了，以至于可以不经过理性的思考

---

① 单克隆的意思就是单一细胞复制。抗体也是一种蛋白，能够与抗原蛋白结合并使抗原失去活性。——译者注
② 巴比努珠单抗、索拉尼珠单抗和阿杜卡诺单抗都是单克隆抗体新药的名称。——译者注

和分析？什么时候收银机变得如此沉重，以至于能够碾碎患者？

下面的事情你可以自行判断。

在两次临床试验失败后，FDA（美国食品药品监督管理局）拒绝了阿杜卡诺单抗的新药上市批准。就和其他候选药物一样，通常申请流程到这里就结束了。但是 1 000 亿美元的市场潜力使人不能就此罢休，因此渤健让其公司内部一位统计学家"重新分析"了数据。你瞧，渤健公司的统计学家得出了与之前外部中立的统计学家相反的结论：阿杜卡诺单抗应该被批准通过。（在"重新分析"后不久，这位内部统计学家就离开了渤健。他宣称离职与"重新分析"无关。）

为什么他认为这款新药应该被批准通过？答案不是因为该药提升了患者的认知功能，并没有人认为阿杜卡诺单抗可以提高阿尔茨海默病患者的认知功能；也不是因为阿杜卡诺单抗阻止了认知功能衰退，它做不到。原因是，它可能稍微减缓了认知功能衰退的速度。一项研究中，它没有显示出该疗效；而在另一项研究中，在某种剂量下，它确实表现出了减缓认知功能衰退的效果，但一改剂量，就又不行了。因此可以说这款新药没有疗效，或者几乎没有疗效。然而这足以让渤健请求（我认为其实是要求）FDA 重新审议。

FDA 同意了重新审议的请求。但是在其外部专家组开会之前，FDA 发布了一份带有"烟雾信号"性质的声明，其中指出"有大量有效证据支持批准"。渤健的股价飙升，公司市值增加了接近 200 亿美元。然而仅仅过了两天，为庆祝而打开的香槟泡沫都还没来得及散去，一个与渤健无利益相关的专家组严厉地批评了FDA暗示药物即将获批的行为，并且以压倒性的多数投票，建议FDA拒绝该药物的批准。这使得渤健股价暴跌了31%，公司市值蒸发了190亿美元。在造成如此巨大的经济损失之后（该药物第一次送审被拒后也出现了相同的结果），阿杜卡诺单抗有可能成为阿尔茨海默病药物中的伯纳德·麦道夫。

对于FDA抢在专家组会议召开之前发布的那则暗示将要获批的声明，如果你嗅到了其中腥味的话，那就捏好你的鼻子吧，因为还有更糟糕的事。通常FDA会对每种候选药物进行两次不同的审查，一次是由FDA自己来做（当然是为了公正），另一次则交给申请的公司做（希望获批是可以理解的）。而这次，FDA反常地把两次审查混合成了一次。

这里的关键在于，尽管有来自专家们的强烈反对意见、试验失败，以及上一次的拒绝批准，FDA仍然无视专家组的激烈批评，批准了阿杜卡诺单抗的上市（是的，你没看错）。这就像是在说："我知道这个降落伞打不开，但还是想在跳伞的时候带上它，并且我会为它支付1 000亿美元。"

具有讽刺意味的是，这种旨在减少淀粉样蛋白的抗体，如果采用完全不同的使用方式，在阿尔茨海默病的治疗中可能会变得非常有价值。其错误在于仅仅试图清除淀粉样蛋白，而不同时消除导致大脑产生淀粉样蛋白的各种损伤（慢性感染、糖尿病前期、血管损伤、多种毒素等）。在这些不同的损伤被消除并且经代谢优化后，再使用抗体来清除淀粉样蛋白，这样才是有实际意义的。

正如你所看到的，针对阿尔茨海默病的研究未能转化为有效的防治手段，因此，对那些有患该疾病风险或已经表现出该疾病症状的人来说，这些研究没有什么实际意义。未来需要的是全新的方法，新方法的导向是确定所有导致认知功能衰退的因素，然后找到个性化的精准医疗方法。本书中的自述患者就受益于这种方法，这类人现在已经达到数百人的规模了。一开始我没有提议采用这种新方法，也没有轻率地拒绝阿尔茨海默病的传统治疗方法，但是经过 30 年的研究，我认识到某些做法是没有意义的。

迪士尼乐园的教训

在大学一年级的时候，我就对大脑产生了兴趣。在学习了大脑的解剖学、生理学、化学之后，我就想要了解阿尔茨海默病、帕金森病、亨廷顿病这类疾病到底是如何影响大脑正常工作的。大脑在受到疾病影响的时候，会表现出令人惊讶的症状，这些症状揭示了我们神经系统的内部工作原理：有些人完全失去了入睡的能力，这种疾病被称为致死性家族性失眠症；另一些人在做梦的时候四肢乱动，经常会伤害到其配偶，这被称为快速眼动睡眠障碍；还有一些人认为他们的配偶被别人冒名顶替了，这种情况被称为替身综合征。

在医学院的学习确实使人认识到了治疗脑病患者的悲观现

实。在神经病学中，"治疗者"这个词的含义相当宽泛，因为它主要关乎诊断，而不是治疗。在产科，我们遇到了欢乐的母亲和她的神奇宝贝；胸外科治愈了病人的心脏；甚至在肿瘤科，也有癌症的幸存者。由此我明白了为什么我的同学们不想成为神经科医生。从阿尔茨海默病到肌萎缩侧索硬化，再到额颞痴呆等疾病，99%的神经科医生做的不是让人们恢复健康，而是给出帮不上忙的诊断。这个复杂的神经系统网络赋予了每一位患者人性，而我们只能无助地看着它在眼前溃败。很明显，神经系统变性疾病是医学领域治疗失败案例最多的。我希望在从一名神经病学住院医师成长为神经病学专家的过程中，对这些疾病有更多的了解，这将有助于找到发病的原因。

但矛盾的是，神经病学专家们教给我的是"失败"的专业知识。你明知是刻舟求剑，还要去学习如何在船上刻画痕迹，这就不太明智了。专家们简单地重复着这句话："没有什么办法可以预防、延缓或阻止阿尔茨海默病。"这被认为是事实，不允许挑战。正如古希腊哲学家爱比克泰德所说："认为自己都懂了的人，是不可能开始学习的。"因此，我们专注于诊断学、神经解剖学、神经生理学、神经化学、神经遗传学，除了探究治疗的新方法，我们什么都学。多年来，我专注于成为一名神经科医生。

在多年的训练中，我一直被灌输这样一种认知：神经系统变性疾病是绝症。沃尔特·迪士尼观察到存在两种类型的人：谨慎乐观的人和彻底悲观的人。彻底悲观的人总能给你一长串理由，证明任何新想法注定都会失败；而谨慎乐观的人会指出，如果你能将具体的事项都考虑清楚，成功的机会是存在的。迪士尼乐园就是这样诞生的。登月、互联网和其他几乎所有显著的社会进步也是如此。

我意识到我已经变成了一个彻底悲观的人，一个知晓深奥的、复杂的学术知识的专家，能够详细解释为什么医学对那些患有阿尔茨海默病的人无能为力。我已经被任命为"无希望教会"的牧师，向每一位遭此厄运的家庭成员解释，阿尔茨海默病穿着一件名叫"无法治疗"的衣服，他们可能看不见那件衣服，但是作为专家，我可以向他们保证那件衣服确实存在。用"令人沮丧"来描述这项工作，都算是有所保留了。

神经退行性临床经验带来的绝望使我决定不再做神经科医生（事实上，我已经 20 年没给人看病了）。我后来成立了一个实验室，来研究导致脑细胞死亡和脑细胞突触连接消失的基本生化机理。其中出了什么问题？是怎么开始的？为什么会如此普遍？当时的想法是，只要我和我的研究小组能找到治疗的希望，我就回到临床。

下面这个既是好消息，也是坏消息：已发表的关于阿尔茨海默病的论文超过 10 万篇了，基于已经发表的内容，几乎任何新的理论都会被快速否定。的确，几乎不可能提出一个理论以支持全部既有发现。难道阿尔茨海默病确实是一种不可能被成功治疗的疾病？

我在想，未来，也许在 50 年或者 100 年以后，某个研究小组将提出阿尔茨海默病的精确模型，可以解释流行病学、遗传学、病理学研究领域不同的发现，并且，至关重要的是，将预测出有效的治疗方案，解释以往失败的原因。那些研究人员会怎样去思考，而我们现在还没有想到？那些研究人员会打破怎样的模式，而我们现在还没有打破？

所有之前的理论都解释了整体的一小部分，比如，一些理论从遗传学角度给出了解释，一些是从病理学的角度，还有一些是站在流行病学的角度，但是没有一个理论能整合所有的发现。最重要的是，没有理论能转化成有效的治疗方法。

我们仔细考虑了一个成功的理论需要解释的项目，包括：

- 为什么许多风险因素看上去并无关联，比如维生素D水平减少、雌激素减少、慢性感染、高同型半胱氨酸血症、心血管疾病、睡眠—呼吸暂停、全身炎症、汞环境暴露等？
- 为什么有些人的大脑中积聚了大量与阿尔茨海默病相关的淀粉样蛋白，却并未出现认知功能衰退，而另一些人大脑中几乎没有淀粉样蛋白，却出现了认知功能衰退？
- 7 500万美国人携带的一种遗传风险——载脂蛋白 E4 基因，是如何导致人更易患上阿尔茨海默病的？
- 为什么阿尔茨海默病的患病风险会随着年龄增长而急剧增加？
- 为什么阿尔茨海默病都是先始于大脑中的某个部位，通常是大脑颞叶的特定区域，而后扩散至大脑其他部位？
- 为什么阿尔茨海默病与大脑的可塑性区域有关？
- 为什么针对阿尔茨海默病的药物治疗都失败了？

● 最重要的是，我们如何才能成功地治疗阿尔茨海默病？

　　将过去几十年的研究快进播放，观察脑细胞在培养皿中死亡，将果蝇培养成"痴呆蝇"，将转基因小鼠培养成"痴呆鼠"，并测试数千种化合物以确定最佳候选药物。成千上万个实验让我们得出了一些令人震惊的结论：

● 阿尔茨海默病的本质，是一种慢性的或反复的功能不全。这不是像维生素 C 缺乏导致坏血病那种简单的功能不全，而是神经可塑性网络的功能不全，这种大脑神经网络随着学习和记忆而变化。错误折叠的蛋白质、淀粉样蛋白、tau 蛋白、朊病毒、活性氧，① 这些都是对功能不全反应的介质，而不是致病原因，原因是神经可塑性网络的功能不全。这有点像是整个国家都陷入了经济衰退，其中有许多潜在的原因，必须识别并纠正这些因素才能结束经济衰退。

● 这种神经可塑性网络需要许多因素共同作用才能发挥最佳功能，这些因素包括激素、营养素、生长因子、氧合血流量、能量供给。为了有效运行，也不能有感染、毒素和炎症。

● 在阿尔茨海默病中被诋毁的淀粉样蛋白和 tau 蛋白，实际上是保护性反应的一部分。这种保护性反应针对的是造成神经可

---

① 错误折叠的蛋白质、淀粉样蛋白、tau 蛋白、朊病毒、活性氧都是现有的关于阿尔茨海默病发病机理的理论学说。——译者注

塑性网络功能不全的损伤，因此，除非首先识别、消除各种损伤，并弥补神经可塑性网络功能不全，否则用药物针对淀粉样蛋白和tau蛋白，几乎不会有什么帮助。

这些结论带来了一种与以前尝试过的任何方式都完全不同的治疗策略。新策略不是让每个人都服用相同的药物，而是要评估每个人神经网络运行所需的要素，比如激素、营养素、没有感染，然后针对水平欠佳的要素进行治疗。因此，2011年我们提出了第一个针对阿尔茨海默病的综合性试验。遗憾的是，我们被IRB（美国机构伦理审查委员会，由它来决定我们是否可以进行临床试验）拒绝了。该试验测试的是一种算法，即一种基于认知功能衰退病因的个性化的方法，而不是测试单一的药物。被IRB拒绝是非常令人沮丧的。我们要怎样才能确定这种方法是否行进在正确的方向上呢？

不久之后，我接到了一个电话，是第一个接受ReCODE治疗方案的患者打来的，这让我有点惊讶，因为我已经有20年没给人看过病了。虽然第一位患者克莉丝汀生活在几千英里之外，但是她有一个住在旧金山湾区的朋友听说了我们的研究。克莉丝汀改变了阿尔茨海默病的世界，你可以在下文读到她是怎么做到的，还有其他6个人是如何做到的，他们是在用自己的语言亲自讲述。

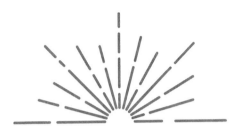

1

第一部分

丧钟不再为你而鸣：

患者自述

如何重获新生

第 1 章

克莉丝汀的故事：零不等于没有

需求带来发明。

　　——柏拉图

绝望主宰混乱。

　　——不是柏拉图说的

日记（2011）

　　我知道我正在跌入阿尔茨海默病的深渊，我很害怕。我丧失了短期记忆，想法出现几秒钟后就会从我脑海里飞走。我不能再否认或隐瞒了。我感到迷茫。我的心卡在喉咙里，咽不下去。我还有耳鸣，喘不过气来。我的大脑正在悄悄地溜走。我害怕极了。火车已经驶出站台，正在下坡，却没有刹车装置。

我打开抽屉，拿出一袋在过去两年里收集的安眠药。这些安眠药都没拆封，这样我就能看到对应的保质期。我希望到"那个"时候这些药都还没过期，但现在吃还不是时候。我在死之前还有很多事情要做。我只希望自己有勇气行动，在我不知道该怎么做或者什么时候做之前能行动起来。

我收起安眠药，锁上了抽屉。

日记中这段可怕的文字让我想起自己已经走了多远。读这些文字时人是痛苦的，但是痛苦让我记住了一心一意坚定道路的重要性。我的故事可以证明 ReCODE 治疗方案的成功。如果没有这个治疗方案，我将没有能力来表达心中的想法或者把这些想法写出来，甚至不能活到今天。讲述自己的故事让我百感交集。这篇文章我拖了很久才写完，因为回忆细节，特别是再次体验那些感受，当时的恐惧会重现。虽然我在逆转认知功能障碍这方面取得了巨大的成功，但恐惧扼住了我的喉咙，让我喘不过气来。最终我还是在这里分享了自己的故事，希望能够帮助到其他人，同时也许能消除一些怀疑。

写下这篇日记后的几周里，我的病情逐渐恶化。因为极度的沮丧，我感到筋疲力尽，于是打电话给我最好的朋友，告诉她我的打算。她知道这些年来我花了多少时间来照顾与阿尔茨海默病长期斗争的母亲。她在电话里听我发过誓，如果我得了这种病，不会让家里人再经历那种痛苦。听到我想结束生命，她很难过。她说她在加州认识的一位医生正在研究治疗阿尔茨海默病。随后我的朋友就联系了布来得森博士，并安排了一次会面，坚持让我飞去加州。尽管持怀疑的态度，但我还是去了，因为我想要找到一个办法来拯救我的大脑。

巴克老龄化问题研究所坐落在一座山上，在那儿可以俯瞰旧金山北部美丽的马林县起伏错落的风景。刚到的时候我很紧张。那时并不知道前方会有一段充满挑战的旅程等着我，我渴望尝试任何可以阻止疾病继续发展的方法。接待员把我带到了布来得森博士的办公室。我带了一个小笔记本，因为知道自己只有写下来才能记住。布来得森博士热情地讲述了他30多年来的研究工作，我聚精会神地听着。他问了我的情况以及来见面的原因。我们聊了几个小时，他描述了他的理论和近来发现依据的背景资料。换到现在，我是能够听明白的，但是当时我的大脑已经损伤得太严重了，难以处理这些信息。布来得森博士将受损的大脑简单地类比为有36个孔的漏水屋顶，我们需要一个接一个地将孔堵住，我感觉这很有道理。他解释说，阿尔茨海默病不是一种依靠药物就可以治疗的疾病，它有许多致病因素。他说的大多数症状我都经历过，其中还有一些症状我当时并不清楚。我告诉布来得森博士，无论他的建议是什么，我都会遵守。我知道他是我唯一的希望。我满怀希望地离开了他的办公室，并下定决心不让任何东西妨碍我遵守治疗方案。我已经准备好了。

开始的时候我并不清楚自己是第一个实施ReCODE方案的患者。后来我知道了这件事，而且喜欢被称为"第一个病人"。其他患者陆续加入了治疗，我们测试小组的人数增加到了10个，其中有 9 个人逆转了认知功能障碍。这是真正了不起的成功，因为在此之前，没有任何治疗能够逆转阿尔茨海默病患者认知功能的衰退。布来得森博士在 2014 年公布了这 10 个小样本的测试结果。之后，数百人实现了成功的逆转。我很荣幸是第一个！

第一次会面结束时，我在笔记本上草草记下了治疗方案的基本内容。我第一次对自己的病情感到乐观，也许我未来会有一个正常运转的大脑。布来得森博士建议我在医生的监督下遵守治疗方案。这是一项挑战。医生对我能否坚持表示怀疑，尤其是神经科医生。他们治疗记忆受损患者的方法主要是开药，也知道这些药物只对部分人有短期的改善效果，对很多人会产生严重的副作用。在我母亲的治疗过程中，服用安理申似乎使她的病情恶化了，而且副作用很大。这些药物就像毒品，而我不想吸毒。更糟糕的是，若是患者拒绝服用药物并询问其他治疗方法，医生往往会表现得不屑一顾，有的时候甚至是粗鲁无礼。幸运的是，我找到了一位家庭医生，她愿意试试这个治疗方案。她还同意安排布来得森博士提出来的检查，用于监测我的治疗进展。我和布来得森博士保持着频繁的联系。若是某些膳食补充剂引起了不良反应，我们就会对治疗方案进行调整。我去做了视网膜扫描，以查明大脑中淀粉样斑块的堆积水平。若是某些活动（比如瑜伽）能让我感觉到特别专注，我会反馈给布来得森博士。

以下是在开始实施治疗方案之前那些"黑暗日子"里我写的另一篇日记：

我再也想不起任何数字来了，我自己的电话号码，家里的门牌号，家人的生日，我常常忘记现在是哪一年。我似乎被困在了 20 世纪末。昨天我在支票上签的时间是 1978 年。我的卡里有钱，但也没有还信用卡账单。我的信用评分越来越差。银行甚至想要关闭我的信用卡服务。我做了愚蠢的决定，不明智地把钱花在了我不需要的东西上。晚上开车的时候我迷路了。我想不起来我宠物的名字。墙上的电灯开关我伸手按错了！我想不起来怎么拼我孙子的名字。在孩子们来看我之前，我盯着冰箱上的照片，重复念叨着他们的名字和年龄，试图在他们来之前能记住。但是这样做无济于事，最小的孙子张开双臂向我跑来，我把他抱了起来，却一直对着他喊他哥哥的名字。我尽量用简单的词汇。我连只有四个字母的单词都不会拼写！我说话时口齿不清。我用错了词，发音相似但意思不同。我在包里放了一本小词典，我必须查那些简单熟悉的单词的意思。我在开车去熟悉的地方时迷了路，花了几个小时才在停车场找到我的车。所有这一切都把我吓坏了。

掉进了兔子洞 [1]

下面两件令我震惊的事情使我意识到，我现在再也无法继

---

[1] 这个典故来自名著《爱丽丝梦游仙境》，爱丽丝追着兔子掉进了兔子洞里，由此开始了她的冒险经历。这里大致有"坠入深渊"的意思。——译者注

续手中的生意了。我坐上飞机，像平常那样，在精疲力竭的状态下小睡了一会儿。醒来的时候，我完全不记得为什么要飞到达拉斯，或者应该去见谁。越是绞尽脑汁地回忆，就越是感觉到沮丧。我发疯似的在公文包里寻找线索，但是一无所获。飞机着陆以后，我订了回家的航班。这件事情发生几周之后，在一位客户的办公室里，我准备介绍最近一次海外评估的结果。站在会议小组前，我的脑子里一片空白。我愣住了，不记得该说什么。他们表现得彬彬有礼，轻轻地敲着笔，时间似乎过了很久。一位女士试图通过重述讨论要点来激活我的记忆。我感到非常羞愧，好像能够听到血液在大脑里汩汩地流过。我感觉无法呼吸。我冲出了办公室。

很快，我就失去了理解技术报告的能力，更不用说写作了。其实在研究和创作方面我还是有些水平的。之后报纸我也读不进去了。我发现自己会反复读同一句话，因为无法理解那句话的含义。这让我感觉非常沮丧。很明显，在任何方面我都不能自称是专家了。我停止了工作。我也不能再看书了！

从孩童时期开始，我就喜欢读书，并且阅读速度很快。那时候的我如饥似渴地看书。在成长阶段，阅读是我的救赎。我可以逃到一个奇妙的地方，远离疯狂的家庭和贫穷的生活。之所以提到这一点，是因为看书是我成长为有进取心的人的重要原因。我下定决心要改善我的生活，摆脱贫困和虐待。我知道教育是必经之路。为了省钱，放学后我打两份工。高中一毕业，我就买了一张去纽约的单程机票，实现了我 13 岁时就种下的梦想。

我带着 60 美元、4 条妈妈缝的裙子，以及渴望获得成功的激情来到了纽约！我找了一份工作，同时在纽约大学上夜校。周末我会去参观纽约的博物馆，听场音乐会，尽可能多地吸收文化养分，试图弥补在成长过程中艺术素养的缺失。所有的努力都换来了回报。在纽约，我的生活节奏很快。除了做生意，我还学会了开飞机，因此开办了航空摄影服务。我尽可能地减少睡眠时间。很多年之后，我为此付出了代价，我的大脑功能开始恶化。

我在 40 多岁的时候开始体验到脑雾[1]，当时我正处于更年期。我的情绪起伏很大。虽然我的经济条件很好，婚姻、事业也很成功，有一个孩子，但我做不到放慢生活节奏，也没办法消解这种快节奏带来的压力。在这个阶段，大脑模糊不清的状态并不是一直持续的。它来了又去，经常发生在我精疲力竭、睡眠不足或高度紧张的时候。我回到学校攻读在职硕士学位。后来我还拿到了博士学位。之后我和平离婚，又拿了两个学位，开始了海外的工作。

全球旅行，独立自主，工作狂，身兼数职，在世界上最危险的国家工作，试图解决世界上最贫穷的人的问题，我总是需要新的工作。我成了这些领域的专家。在有压力的恶劣环境中生活和工作，我自豪地说不需要睡觉，每晚只睡三到四个小时是常

---

[1] 脑雾（brain fog）并不是一个医学名词，应该是近年来流行的网络用语，被用来描述大脑中就像有一团迷雾。——译者注

态，经常通宵。我总是吃方便食品，即使这些东西吃下去对我没什么好处。为了对抗严重的寄生虫感染和热带疾病，我使用强效药物，包括抗生素。在海外许多地方，我住在发了霉的房子里。那时候我并不知道这对大脑会有怎样的伤害。后来我才发现，我属于基因结构不能处理霉菌毒素的那 24% 的人群。负面的影响是逐渐累积起来的。

在阿富汗经历了一次严重事件之后，我意识到了霉菌对我的影响有多么严重。那时候我住在一个因战争多年来无人居住的老房子里。我撬开屋里的一个橱柜，想找个茶壶。橱柜的门砰的一声打开了。弥散开的刺鼻气味是如此的强烈，让我喘不过气来。橱柜的内部已经蒙上了一层黑色霉菌。那次极端的霉菌环境暴露使我产生了剧烈的反应。我确信霉菌对我的记忆丧失存在很大的影响。多亏了里奇·休梅克博士所著的《残存的霉菌》（*Surviving Mold*）一书，我自己可以解霉菌的毒素。布来得森博士将吸入性疾病作为阿尔茨海默病的一个分支类型，阐述了接触有毒元素（包括霉菌）对大脑的影响。我的情况符合他确定的分支类型。

我成长于一个喜欢运动的家庭，爱好跑步。我在青少年时期有运动的习惯，但是在成年之后，我放弃了大部分运动习惯，转而痴迷于保持身材苗条。我尝试每一种新的瘦身饮食方法。曾经连续三天只吃葡萄！为了坚持瘦身，我喝了太多的酒，服用镇静剂，喝大量的咖啡和无糖汽水。我的情绪从兴高采烈坠入了绝望的深渊，个人生活如同潮水一般起伏不定。

重生之路：阿尔茨海默病的预防与逆转

我把记忆问题归咎于压力。我总是想着，把生意停掉，压力减轻后，大脑的记忆功能是可以恢复的，但是事实上并没有。我注意到，自己并没有像往常一样参与到大家的讨论中。我没什么话要说。因为思维反应不够快，不能以有意义的方式加入讨论，所以我只能静静地坐着。我的思想就像是萤火虫发出的光亮，闪一下就消失了。我独自一个人居住，以为这样可以对自己的问题保密。后来在开始康复治疗之后，我问儿子是否注意到那段时间我有什么问题。他说当然注意到了，但不想提起这些问题，生怕让我感觉不舒服。他非常担心，眼看着我从一个充满活力的女商人、一个慈祥的奶奶，慢慢地变成了一个不认识家人，甚至无法与家人交谈的人。

挽救我的大脑

我去见了我的医生，向她解释治疗方案，并请她安排需要做的各种检查。我清理了厨房里的大部分食物，为新的饮食习惯腾出了空间，还买了膳食补充剂和有机食品。我已经吃了几年的素食，但并不是特别健康，其中很多是垃圾食品。我加强了锻炼，一开始每周在健身房锻炼三次。我重新开始练瑜伽，最初是把它当作一种减少压力和改进睡眠的方法。我成了一名专业的瑜伽教练和瑜伽治疗师。每天练习瑜伽对我保持大脑健康至关重要。

事实证明，要改变持续多年的不良睡眠习惯是非常困难的。

小时候我睡得也不够多。我睡得晚、醒得早，经常在做噩梦后醒来。修补睡眠不足这个漏洞，将是我在逆转认知功能衰退过程中面临的最大挑战之一。我通常入睡没有困难，但容易几小时后就醒，剩下的时间都没法再入睡，并且早上起来的时候感觉比上床睡觉时还累。在开始尝试逆转认知功能衰退后，我花了一年多的时间才开始享受整晚 7~7.5 个小时的睡眠。我期待未来能睡够整整 8 个小时或者更长时间！我了解到，大脑在我们睡觉时会清除自身的毒素，而且只有在最佳睡眠周期内才会清除毒素。我一生中的大部分时间都在欺骗大脑，使其无法清毒。

我投入了很多精力来改善睡眠，并且见到了成效。例如，保持卧室凉爽、不透光；把原来放在卧室里的电子设备都搬走；睡前关掉手机，不把手机放在枕边。我在睡前 30 分钟服用褪黑素缓释剂；睡觉前一小时不使用电子设备；晚上阅读纸质书籍，而不是电子书；上床后，我会戴上眼罩挡住周围的光线；此外，我在手机上安装了一个名为"洞悉时间者"（Insight Timer）的应用程序来帮助睡眠——这款程序上有大量引导睡眠的冥想指南供用户选择，可以帮助我在半夜起床去洗手间后重新入睡，冥想可以让我的大脑不再像白天那样反复思考问题。我还学会了在不开灯的情况下起夜，有时候眼睛几乎是闭着的，所以从卧室到卫生间的路上不能有可能会绊倒我的障碍物。这一切都让我很期待在自己创造的神圣空间里睡觉。

改变饮食习惯是另一个重大挑战。幸运的是，我喜欢吃蔬菜、橄榄油和黄油，所以改吃无麸质、高脂肪、低碳水化合物、蛋白质含量中等水平的食物，对我来说很容易做到。几年前，正值食品行业和医生推广低脂饮食热潮，我全然接受了这种饮食习惯。我买的几乎所有东西都贴上了低脂标签。我读食品成分表的时候特别关注脂肪含量，但没有注意到其他有潜在危害的成分，包括加工食品中的糖、人造甜味剂、食品添加剂和所有其他垃圾成分。难怪我会有消化问题，尤其是饭后腹胀和消化不良。有一次，一位内科医生给我开了治疗胃食管反流的药，在医生的处方中经常能看到这种可怕的紫色药片，这种药物有严重的副作用，特别是对易患骨质疏松症的女性而言。刚开始治疗时，我没有遵循无麸质、低碳水化合物饮食的要求，但不再吃糖和人造甜味剂。开始采用这种饮食方式并停止吃麸质食物后，一切简直难以置信，我的感觉好多了。不再腹胀，饥饿感也没了！我在6个月左右的时间里瘦了大约 7.7 千克。我的精力恢复了，而最重要的是，大脑中的迷雾散开了，我可以重新思考了。

与此同时，我发动了一场针对炎症和神经毒素暴露的战争，就我来说，尤其是要消除霉菌。我通过控制饮食种类，将有害物质排出了身体系统，并在家里消灭了霉菌。但我担心霉菌孢子仍然存在于我的体内，因为我在靠近发霉的环境时仍会产生强烈的反应。

在我 40 岁左右的时候，手和膝盖开始出现关节痛。早晨醒来，大多时候都感觉到关节僵硬，不得不侧着身子下楼，以免膝盖弯得太深。开始实施 ReCODE 治疗方案一年后，我发现关节炎消失了！我相信是姜黄或姜黄素补充剂消除了关节和大脑中的炎症。这对我来说是个意料之外的收获。我如今在楼梯上跑上跑下，身体任何部位都没有疼痛的感觉。我比大多数年龄只有我一半大的人还要灵活。

除了服用膳食补充剂，我还尽可能地避免接触有害物质。只喝用玻璃杯或不锈钢杯装的纯净水，不使用塑料容器或铝制品。尽可能只吃天然食品，不买加工食品。吃无麸质食物，采用高脂肪、蛋白质含量中等水平和低碳水化合物的生酮饮食方法。一天的晚餐和第二天的早餐之间间隔 10 个小时或更长时间。周期性地断食 24 小时，其间只喝水。使用有抗炎效果的香料，如肉桂（每天 1/4 茶匙）、辣椒、黑胡椒和姜黄。我通过刷牙、经常使用牙线以及洗牙来保持口腔卫生。我不买危害健康的家用产品，清洗只用白醋和小苏打。我挑战自己的大脑，学习研究生课程，还不断地研读有关神经科学和痴呆症的科学文献。我在东海岸一所大学任教，这让我时刻提醒自己，必须阅读和讲授自己分配给学生阅读的所有论文。我还教清晨瑜伽课，另外自己每天在家再练习一次瑜伽。此外，我每周有四到五次、每次 45 分钟的跑步机运动或者自行车有氧运动。我每天冥想两个 20 分钟，每晚至少睡 7 个小时。我把精神压力控制在最低程度，经常与朋友和家人交流。关键是，我保持着积极乐观的态度。

必须强调，恢复的过程是缓慢的、渐进的。思维模糊和记忆错误的问题并没有很快消失。有好几次，我惊讶地发现自己的感受大有不同，昏暗的面纱正在被揭开。想法开始有序地出现在脑海中。我又开始阅读，并且能够理解阅读的内容。一天早上，我感觉到自己的大脑非常敏锐，于是在屋子里边跑边喊："我能思考了，我的大脑回来了！"清晰的感觉是如此不同，又如此陌生。在治疗早期，清晰的思维并不能经常感觉到，它来来去去，但随着时间的推移，清晰的思维能够持续的时间会越来越久。我发现之前要付出努力才能完成的任务变得很容易处理，比如理财、支付账单和列计划。阅读时我不必因为遗忘，一遍又一遍地读同一段内容。在倾听人们说话时，我注意到现在真正能听到他们在说什么，并且能够跟随对话内容做出适当的回应。说话的时候，我并没有像以前那样总是吃力地寻找合适的词语。

疲劳和压力是清晰思维的敌人，对我来说，它们提醒着我大脑是脆弱的，我需要保持警惕，通过自我管理来保护大脑。因为害怕疗效减弱，所以我学会了尽量不让自己太累或太紧张。瑜伽和每日冥想在这方面起到了巨大的作用。即使拿到了瑜伽高级教练的资格认证，我仍然需要上课学习。作为一名教师，我关注的是学生。作为一名学生，我专注于我的练习。正是这种身心灵的结合，同时给大脑和身体带来了放松与和谐——流向大脑的氧气和血液增加了。瑜伽还有很多其他好处，包括精神上的平静、平衡能力、增加身体灵活性和活动关节。去练吧！

我想要重新开始工作。在实施治疗方案大约 10 个月后，我觉得自己已经准备好了，于是接受了一项短期咨询工作。这涉及到海外出差，去到有压力的环境之下。我知道这肯定会打乱我的日常作息，在继续坚持无麸质饮食、吃健康的食物方面，也有很大的挑战。此外，出差需要飞行 14~18 个小时，在飞行期间以及到达目的地之后，想要最大限度地保证睡眠时长并不容易。为了避免睡眠时间被剥夺，我计划中途转机，停留一晚。眼罩和耳塞是必不可少的，到达目的地之后做有氧运动也有助于保持生物钟。

尽管计划得很好，我还是遭遇了挫折。这次出差超出了最初的约定时长，我的膳食补充剂也吃完了。由于安全性差，工作压力变得很大，并且我睡眠不足。我又开始出现脑雾了。在营养缺乏、睡眠不足和压力的综合作用之下，我的康复遇到了挫折。这清楚地表明了坚持治疗的重要性。回家几周后，我恢复到了出差前的状态。

出差期间，一场流感让我的身体状况暂时退步。我病得很重，接近两周没有食欲，吃不下膳食补充剂，也不想锻炼身体，甚至提不起劲儿冥想。我不得不从这次不顺利的出差中走出来。这次出差的主要教训是，逆转认知功能衰退的治疗涉及多个方面，治疗期间为了保持疗效，我们必须全力坚持新的生活方式！

我再强调一遍，由于多年来疏于保健和过度使用大脑，大脑功能的治愈并不是一朝一夕就能完成的。在表现出认知功能障碍的显著症状之前，大脑的损害实际已经隐匿地存在很多年了。尽管在积极自我管理的几个月内，我体验到了许多积极的转变，但逆转记忆丧失是一个持续的过程，绝不能停止。虽然我已经好转，但我觉得自己并没有康复。现在我的大脑机能很好，至少和生病之前一样好。从根本上来说，ReCODE 治疗方案就是坚守生活方式的大改变。日复一日地遵守方案，这是我做过的最困难的事情。但我一直这样坚持着，因为不这样做我会担心疾病复发，如果真的复发，有可能就再也无法战胜它了。因此，我服用膳食补充剂，吃天然食品，不吃糖和简单碳水化合物，每天冥想两次，做瑜伽和有氧运动，举哑铃锻炼，确保良好的睡眠质量，保持情绪平稳，与人交往，与宠物玩耍。

鉴于阿尔茨海默病的复杂性，以及开始治疗时每个人疾病的发展阶段都不相同，疗效是无法得到保证的。治疗方案对每个人都有效吗？并不是。原因可能涉及开始治疗的时候认知功能衰退的程度或有关该疾病其他尚未解开的谜团。有些人不论对阿尔茨海默病有多么恐惧，都始终无法持续改变生活方式。但是要想成功，必须坚持下去。有时候是前进一步，后退两步。正如我前面所说的，治疗需要时间，不能有始无终。现在，我在一名医生的关照下辅导那些正在治疗阿尔茨海默病的人。当我辅导的病友抱怨不能吃糖、麸质食物和淀粉类蔬菜的时候，我就让他们去阿尔茨海默病护理机构做志愿者，然后再让他们自己决定愿不愿意遵守治疗方案所有的要求。我认为，我们这些看着父母慢慢被这个病击倒的人，更容易坚持下去。我们很清楚，如果放松了警惕，未来会怎样。

从 9 年前我与布来得森博士的那次会面开始，奇迹般的好转几乎每天都在发生。很难找到比我更愿意接受治疗的病人了。我当时是如此绝望，以至于如果知道吃土会恢复大脑功能，我也会吃下去！事实证明，我不必吃土，但确实开始了这一生中最具挑战性的任务。

很高兴有机会分享我的故事，希望能给他人以勇气，走上逆转记忆丧失的道路。

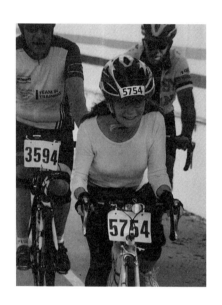

评论：

> 　　克莉丝汀现在 77 岁，已经坚持治疗 9 年了，身体状况良好。如果没有克莉丝汀，我们的研究现在会进展到哪里呢？她是第一位接受 ReCODE 治疗方案的病人，她的坚持和持续反馈有助于确认我们理论和结论的有效性。
>
> 　　被克莉丝汀的朋友邀请去和她见面的时候，我是很担心的。那是 2011 年，我们申请对我们制定的新治疗方案进行临床试

验，结果被拒绝了。审查委员会告诉我们，治疗方案只能有一个变量——药物或单一生活方式的改变，不能是一项计划。因此，除了多年在实验室研究得到的实验数据和结论，我没有其他任何东西可以提供给克莉丝汀。三个月后，她打来电话说好多了的时候，我第一次意识到，这种治疗方案是有潜力的，能帮助到许多需要帮助的人。挂断电话后，我转过头对妻子说："她好多了！"

如果几天后克莉丝汀就放弃了，那怎么办？如果她不努力，或者忽视大部分要求，那又该怎么办？这会影响到后来许多人，他们也许就不会听说还有这种治疗方式了。无论一个理论听起来多么美妙，来自果蝇和小白鼠的数据，永远都无法取代人类患者的治愈，正如赫胥黎所说："用丑恶的事实屠杀美丽的假说，是科学最大的悲剧。"事实上，许多在小白鼠身上被证明相当有效的阿尔茨海默病治疗方案，在人类的身上都失败了。我谨代表所有相关人员——从该方案中受益的患者、他们的后代，以及所有使用该方案的医生、神经心理学家、护士、营养学家、健康教练和其他专业人员——向克莉丝汀表示衷心的感谢。

第 2 章

黛博拉的故事：父亲和女儿

父亲只握了女儿的手片刻，却永远地握住了她的心。

——佚名

我在一生的大部分时间里，从未真正相信自己会患上痴呆。我很担心，因为家人中有人患有痴呆，但不知为何，我认为这事不会真的发生在我自己身上。结果，我错了。

我叫黛博拉，55 岁，与我在大学认识的一生挚爱结婚 29 年了。我们有 4 个好孩子，有的还在青春期，有的已经二十几岁了，还养了一群猫和狗。我曾就读于哈佛大学，以优异的成绩毕业于东亚研究和政府管理专业。几年之后，又获得了宾夕法尼亚大学法学院的硕士学位。我的工作使我从新闻界（美国广播公司）转到法律界（家庭法），后来又转到了戏剧界（表演、导演和制片，最近在外百老汇^①）。

我告诉你这些，是因为在我的故事中，这些事情很重要。在我40多岁的时候，发生了一件至关紧要的事情——我不能很好地思考了。我当时正处于认知功能衰退的早期阶段，正在向阿尔茨海默病发展。这意味着在孩子们面前我无法继续扮演一个合格母亲的角色，而记者、律师或戏剧导演的工作我似乎也不能胜任了。

关于如何分享我早期认知功能衰退的故事，我想过很多。谈到发生在我身上的事情时，除了最亲密的朋友和家人，我一直用笔名去交流，或者隐去姓氏。为什么？因为一开始，我觉得很尴尬，有时会感到羞耻，担心认识我的人会怎么想。他们会认为我不够聪明吗？他们会尴尬地避开我吗？或者，我发表了自己的看法后，他们会悄悄地事后议论我吗？如果我丢了钥匙或者忘记了想说的话，他们会用怜悯的眼神看着我吗？可以想象那种眼神似乎在说："不是吧，她现在真的在走下坡路了。"几乎可以肯定，大家就会这么想。

我也不愿意谈论所发生的事情，因为有几次，当我敢于敞开心扉的时候，我发现一些人（尽管肯定不是大多数）抱持着怀疑和轻蔑的态度。他们会问："这种担心'没必要'吧，可能只是'正常衰老'？"或者我仅仅是有点儿反应过度，他们就会居

高临下地给出建议。我的意思是，每个人偶尔都会忘记一些事情，或者认不出某个熟人，或者突然迷路，或者把单词弄混，抑或记不起来自己读过的东西……不是很常见吗？

如今，在遵循 ReCODE 治疗方案逆转了我的症状 6 年以后，我变得像以前那样思维敏锐、清晰。所有认知功能衰退的症状都消失了。因此，我决定，是时候公开、诚实地讲述发生在我身上的一切了，包括康复的过程。每个人都应该知道，阿尔茨海默病不仅可预防，而且可逆，特别是在早期阶段。对所有可能和我一样，但尚未认识到这一点的人来说，我的故事就是为你们而写的。

7 年前，我对痴呆是怎么得上的几乎一无所知。我从未听过"认知功能衰退"这个词。我不知道首发症状最终会导致患上阿尔茨海默病。我不知道，在一个人大脑出现严重受损症状，去看医生并被诊断为阿尔茨海默病的二三十年前，这些症状就已经存在了。但是，我应该知道这些的。

我的祖母死于阿尔茨海默病。她是最早一批女性数学和物理老师，在她之后很久，女性担任理科老师才变得普遍起来。但是在她 60 多岁的时候，那时我的祖父去世不久，她变得非常糊涂和健忘。一天晚上，我父亲接到了一个他一直很担心会接到的电话。警察发现，在暴风雪中我慈祥的祖母徘徊在明尼苏达州繁忙的高速公路上，她说自己正要回纽约州布法罗市的家。但用我父亲的话来说，她正在走向"人间地狱"。

我父亲后来也死于阿尔茨海默病。

父亲是一位才华横溢、富有同情心的神经科医生。他是专家们公认的能处理疑难杂症的医生，他的思维既合乎逻辑又不墨守成规。他开发了多发性硬化的治疗方法，并开创了中风预防的先河。他发现了缓解疼痛的新方法，特别是对于偏头痛患者，因为他认为没有人应该忍受痛苦。父亲经常告诉我，"我永远不会退休"，因为太多的人需要他的帮助。他相信必须尽己所能地帮助别人，决不能放弃。但有的时候，有些人他根本帮不上忙，比如那些被他诊断为患上了阿尔茨海默病的人。说起那些病人时，他只能坐在客厅里流泪。

　　我总是说，永远没办法在父亲的追悼会上致辞，因为任何语言都不能给予他公正的评价。我现在写到关于他的内容时也有同样的感觉。我无法用语言表达。父亲把一切都给了病人，他也总是出现在我需要他的时候。我长大了，不再住在家里以后，白天或晚上的任何时候都可以给他打电话，问他任何问题，无论大小，他会立即在电话那头儿给我温和的指导。在应该如何抚养孩子或处理危机方面，没有比父亲更有智慧的人了。我即使一句话都不说，也敢肯定他能读懂我的心思，而且他总是能够准确地理解我的感受。在彼此分享的所有事情中，对狗狗的爱把我们完全联系在了一起。在我 23 岁那年，父亲送给了我第一只小狗布鲁诺，是他自己养的狗在厨房里生的。在布鲁诺出生后的前 8 周，他用燕麦粥、牛奶和蜂蜜喂养它。那天他把布鲁诺放在我怀里，说："爱，就是一切。"

　　我不知道父亲什么时候意识到自己患上了痴呆，因为我们从未谈论过这个话题。但是我很清楚，他自己是知道的。在他的记忆力开始衰退之后，有一天开车的时候他迷路了。他去了超市，过了好几个小时还没有回来。我女儿陪我一起开车到处找他。我还记得当时是高峰期，大街上挤满了汽车和人。在经过距离他家大约20分钟车程的一个十字路口时，我看到父亲开着车呆滞地从我的车旁边驶过。我不顾一切地掉头，停在他的车旁，按喇叭想引起他的注意。终于他转头望过来，看见了我，并对我微微一笑。我示意他跟我回家，他照做了。我们进门之后，一起静静地坐在厨房里。我解释了刚才发生的事情，并且告诉他，如果是他发现我迷路，肯定会带我去拍一些"大脑的图片"。他看着我，清晰而果断地说："我是有点问题，但是没有人能够改变。"他自己是知道的。

我不知道他第一次意识到自己的认知功能开始衰退是在什么时候。是在他开始迷路的时候，还是他再也认不出熟人面孔的时候，或者当他开始失去阅读兴趣的时候？根据我的经验，我可以说，要识别出认知功能衰退的首发症状是极其困难的。这是因为它们非常不易察觉，并且在以很小的幅度缓慢加重，以至于你几乎注意不到。你可能会注意到，之前很擅长的事情，比如说一门外语或者来到一个新地方可以快速辨别位置和方向，过了几年，就不再那么擅长了。只是，你也不知道为什么。

对我来说，认知功能衰退第一个可识别的症状是难以辨认面孔。我在40岁左右就出现这种症状了。我能认出最熟悉的人，但是一旦跳出接触程度最密切的那个圈子，认人就成了问题。

我的问题不在于"难以记住某人的名字"或"无法确定在哪里遇见过这个人"。我只是无法认出那些很多定期碰面的人,"感觉见过面,但就是记不起来",甚至对他们没有一丝印象。

我学会了用技巧来认人。例如,我在孩子们的学校里经常会见到一位女士,她的特点是留着一头长长的黑发,只要她不理发,我就能认出来。我通过大家遛的狗、携带的包或者驾驶的汽车来辨认他们是谁。我的丈夫和孩子们,还有我非常亲密的朋友们,都学会了帮助我。认识的人走近我的时候,他们会迅速低声告诉我那个人的名字,以便我知道那是谁。

认识到脸部识别对我来说是一个真正问题的那一刻,我永远都不会忘记。有一年夏天,在集市上的烘焙食品摊位忙活的时候,我看到了一个曾在其他场合遇到过的人,向我走来买蛋糕和饼干。他认出了我,和我聊天,问我问题。但由于无法运用我的记忆技巧(没有牵狗!没有带包!没有开车!),我迷茫了。我觉得每个人都是陌生人。我惊慌失措地躲在摊位后面整理蛋糕,就这样忙了一整天。

这一天快结束时,我在集市上散步,看见一个女人牵着一个孩子的手,等着买棉花糖。我实际上没有认出她来,但我想,根据他们各自的发色和身高,这对母子可能就是我在学校接送孩子时经常在旗杆旁边看到的那对。我对自己说,挺住,要有自信心,冒个险而已。于是,我热情地打招呼:"你好。"她吃惊地望着我。"哦,真对不起。"我嘟囔着走开了。我们根本就不认识。

从那以后,我开始有意避开某些社交场合。我一直在想,这段躲避的时间，人们是觉得我很无礼，还是感觉我很孤僻。我也不是故意的，但是认不出"本应该认识"的人，真的很可怕，不知道该说什么或问什么。无数次，我心里想着应该对人说："对不起，我有面孔识别障碍，你是谁？"但我不能这么说，这太尴尬了。当一个我认不出但是很明显认识我的人跟我打招呼的时候，我会表现得像是在赶时间，说"很抱歉，我去接儿子，要迟到了"之类的话。要是在超市里，我可能会用能想到的任何东西做借口来远离打招呼的朋友，比如"哎哟，我忘了拿苹果"，然后逃走。

在那个时候，我不知道面孔识别障碍是认知功能衰退的一个症状。如果知道的话，我可能会更加惊慌。我做了一些研究，判定自己患上了脸盲症，这属于一种自限性疾病①，并不是很大的问题。我记得我问过父亲他是否也有这个问题，当时他已经处于阿尔茨海默病的早期阶段，他对我说："有，我在一个没有贴姓名标签的活动上会迷茫。我讨厌那些鸡尾酒会，也不喜欢医生休息室，最好待在家里"。对于辨认人的困难，他从来没有抱怨过，他只是尽量避免可能产生的尴尬。我由此得出结论，我们都有脸盲症，尽管现在我知道这个结论是错的。

40多岁以后，我注意到之前我擅长的很多事情，逐渐都不太在行了。我在10岁到20多岁期间学会了几门外语，但是现在

---

① 自限性疾病（self-limited disease），即在发生发展到一定程度后，靠机体调节能够控制病情发展并逐渐痊愈的一类疾病。——译者注

已经不会说了。我的西班牙语算是很流利了，但是现在说起来结结巴巴的，很生疏。我曾经也熟练掌握俄语和汉语，现在它们似乎已经完全从我的脑海中消失了。偶尔有机会说汉语的时候，我连"你好"都说不出来。

我之前也非常擅长在陌生的地方辨别位置和方向。当我和丈夫开车去一个新地方时，他会问路，而我喜欢那种不用问任何人就能找到路的兴奋感。但是，后来情况发生了变化。我从40多岁的某个时候开始，不再喜欢找路了，也不擅长找路了。陌生城镇的街道感觉就像是粘在一起的面条，无法分开，要是不问路，我就会陷入困境。开车这件事也变得越来越令人焦虑。旅行中所有可能出现的问题，我感觉都无法应付。

我小时候学过钢琴，特别喜欢视奏百老汇剧目的曲子，并且可以边弹边唱。我也可以弹奏深情的古典音乐。但是在40多岁的时候，我意识到真的再也唱不了歌了。我在快50岁的时候，坐在钢琴前看一页乐谱，发现自己看不懂。

在40多岁的时候，我经历的认知功能变化数不胜数，尽管没有一个看起来是特别引人注目的，所有这些都可以用"只是在变老"来解释。我逐渐失去了对阅读的兴趣，因为总是记不住读过的东西。我退出了正在学习的一门课程，因为资料太多，我无法记住已经学过的东西，而在我上大学的时候，这很容易做到。我发现参加会议越来越困难了，尤其是那些在下午或晚上开的会议。如果在某个会议上我有什么想说的话，我会在脑海里一遍遍地重复，一直轮到我发言，这样就不会忘记要说什么了。

我也开始避开那些不属于"我的领域"的对话，因为它们很难理解。我再也看不了情节复杂的电影，有的时候我的丈夫和孩子会去看电影，而我则待在家里。记住要做的事变得几乎不可能。为了让我记住，孩子们学会了在厨房的一张大纸上写上要求我做的所有事情。他们知道如果不这样做，事就办不成。我告诉他们，记住事情太困难了，因为"事情太多了"。不过奇怪的是，对那些小事情我总是记得很牢：日期和时间，地址和电话号码，职位和名单。

在那些年里，辅导孩子们做家庭作业也变得越来越让人沮丧。我试图理解他们的作业或修改他们的作文，常常感觉脑子里像一团糨糊。我的词汇量不比从前，这让我感到气馁，因为我再也不能轻松地写作了。我的打字速度直线下降。以前还是一名律师时，我打字速度非常快。但在40多岁的时候，我发现我的手指再也不能在键盘上飞舞了，有的时候甚至记不起健身房储物柜的密码。

而且我开始错过或者有时差点错过与别人约好的会面，这在以前是很罕见的。对这一点，我的解释是"太忙了"。我越来越担心自己的日程安排，越来越多地依赖各种日历和闹钟，以便获得及时提醒。我还出现了睡眠困难，早上的咖啡似乎也不能让我提神，这让我感到懊恼。

尤其让我不安的是，每天下午4点以后，我都会无缘无故地感到精疲力竭。我很想知道为什么自己的大脑会感到如此疲惫。我一直在想："我到底是怎么了？"但是始终没有答案。

你可能会以为，我认人出现问题，不能说出曾经流利掌握的外语，或者在一天的晚些时候大脑感觉很疲惫，应该是在某个时间点大脑中的一个灯泡熄灭了。我可能患上了痴呆。首先，我不知道痴呆会发生在这么年轻的时候。其次，我不知道症状是什么，只是以为自己正在变老，虽然比起我的朋友们，我"变老"的速度要快得多。我会想，也许是缺乏练习，对语言和音乐生疏了。也许是我自己不想承认。根据我当时的认知，这个问题是无法解决的。

此外，上面描述的每一种认知变化，都是在大约 10 年的时间里，迈着小碎步缓慢发生的。阿尔茨海默病的发病特别隐匿。当疾病发生在自己身上的时候，自己是看不到疾病的进展的。更糟糕的是，一个模糊的大脑并不擅长发现它自身的衰弱，所以不太可能发出任何警报。我现在能够识别出所有这些变化，只是因为改变了方向，对哪些心智技能和认知功能一直在衰退有了新的认识。如果我没有改变方向，现在就不可能写下这一切了。

记得有一天，我坐在车里听 NPR（美国国家公共广播电台）的节目，对于记者和嘉宾都能如此轻松自如地开玩笑感到很惊讶。他们是怎么做到的？我曾经也能做到吗？我是怎么了？我感觉大脑和外部世界之间有一堵墙，为了提出一个问题或观点，需要花很多的精力才能打通它，更不用说进行有意义的讨论了。与他人进行经过深思熟虑的对话，在过去是件轻松有趣的事情，现在变成了工作，而且是累人的脑力劳动。

在那些年里，我最想做的事情就是成为孩子们的好妈妈。我很感激，至少在那段时间里，还能拥抱他们，爱他们。我仍然可以去学校接他们，询问他们的校园生活。我仍然可以在他们睡觉前和他们躺在一起，问问他们的感受。但我逛超市时记不住他们想要买的东西，无法记住他们的日程安排，不能辅导他们做作业。我总感觉自己在努力地跟上生活的节奏，无法真正享受与他们在一起的时光。

人们经常问我，在那些年里，我的丈夫是否担心？他注意到了什么？答案是，他和我一样，知道我有点"不对劲"，但他不知道为什么。他知道我认人越来越难，在社交场合会尽力帮助我，但他不知道是什么原因导致了这些问题。他注意到我变得健忘，有的时候甚至会错过约定的会面，而我不是会爽约的人，但他认为这是因为我们生活中"事情太多了"。他观察到我精神上非常疲惫，尤其是在下午和晚上，认为这一定是因为衰老。我告诉他，我觉得自己的思维有的时候模糊不清、不再敏捷。他会安慰我，说我还年轻，不会得痴呆的。现在我们回忆过去，他谈到在那些年里，我的思维变得越来越迟钝，使用的复杂词语也越来越少，但是在当时这些变化是很难识别的，因为它们是如此缓慢地发生着。

我也变得相当擅长弥补那些做得不太好的方面。我父亲也是在四五十岁的时候开始出现认知功能衰退的。我们都会为自己的弱点找到解决办法。尽管大脑反应速度有所放缓，但我们都会尽力跟上变化。我们俩都不想让任何人知道自己现在没有以前那么聪明了。结果，周围的人常常不知道我为了看起来"正常"付出了多大的努力。在那些年里，我有点像只鸭子，表面上看着很悠闲地游在湖面上，以为非常轻松，但是如果往水面下看去，就会发现鸭子的脚掌在疯狂地划水。

在我快 48 岁的时候发生了两件事，这两件事最终让我意识到我可能有麻烦了。一天晚上，我在后院对着狗大喊，但我没有叫它的名字"梅西"，而是喊出了我正在做的晚餐"辣椒"！不久之后，在开车送孩子上学的路上，我应该对收费站的工作人员说"拼车折扣"①，却自信地大声喊出了"电话会议"。这些事情可能看起来很小，但是我知道最好不要忽视它们。我以前从未犯过这样的错误。

几周前，我的母亲在看本地新闻时，看到了关于一家诊所预防痴呆的报道。

"也许你应该去看看。"她温柔地建议道。

"不，还不需要。10 年后再看吧。"我回答道。

但是多年以来，我一直在默默担心自己"精神健康的老化"。我察觉到，那两次用词错误已经敲响了我自己内心的警钟。我需要帮助。我拿起电话，打给了母亲告诉我的治疗痴呆的诊所。

我到了会面的地点，希望了解关于预防痴呆的所有知识，并且有点害怕医生可能会发现什么。我和母亲坐在候诊室里，看到了处于不同发展阶段的阿尔茨海默病患者。我觉得自己很年轻，

---

① 拼车折扣（car pool）是指多人拼车的时候，过路费有折扣优惠。——译者注

坐在里面显得格格不入，所以决心证明自己的大脑很健康。在最初的面谈中，我提到了一些担忧：我在认人方面有困难，在工作会议上总感觉思维"模糊"，并且大部分时间都"疲惫不堪"。医生让我做了一个长达几个小时的认知功能测试。我原本以为这是件轻而易举的事情，但被问到第一个问题的时候，我就意识到这个测试其实有点难。

"我们在几楼？"负责测试我的医学生问道。

我不记得上来的时候是乘电梯还是走楼梯了。猜一下吧。一楼？

最终，我的各项成绩参差不齐。智力测试部分的分数与他们认为我应该有的表现相符。他们解释说，在疾病进一步发展之前，智力部分通常保持得相对较好。不过，其他项目，特别是稍微复杂一点的，比如数字符号编码，我的分数远低于预期。分数尽管低于平均水平，但是还在平均水平以下 10% 的范围内，并不足以立即引起恐慌。医生说，不能拿"正常"或"不正常"来评价我的测试结果，应该把这个测试结果作为基准线，每 6 个月重新测试一次，看看是否发生了变化。

然后医生建议我做一个基因检测，检查一下基因中是否携带了载脂蛋白 E4，这是一种常见的阿尔茨海默病致病基因。开始的时候我是拒绝的。对我来说，如果没有任何办法来治疗，那检查自己是不是携带了致病基因毫无意义。他只能建议我每天锻炼，多吃哪些食物，以及需要对哪些食物忌口。而这充其量又能延缓几个月或者几年呢？为什么测试之后我对自己的未来更加焦虑了？

但是后来我还是改变主意，去做了基因检测，因为医生说，如果他知道了我的基因状况，就能够更好地根据需要，来决定是否让我参加阿尔茨海默病的药物试验。这一点最终说服了我。

只要考虑到家族史和临床症状，就应该知道我携带有载脂蛋白 E4 基因。但是真的从医生那里听到这个结果的时候，我还是很震惊，并感到十分害怕，因为我已经知道未来会发生什么。

我父亲也是在 40 多岁的时候开始出问题的。在那之后的 20 年里，他注意到自己明显变得"迟钝"了。说话的时候不再使用那些华丽的辞藻，尽量少说双关语、少编笑话。有一天，他突然对阅读没了兴趣，正在写的医学论文也停笔了。天色稍晚一些，和后来的我一样，他也会觉得精神疲惫。他为了能在下午早一点离开医院，改变了工作日程安排。这与记忆中陪伴我一起长大的那个父亲形象形成了鲜明的对比，他本来每天要工作 14~16 个小时的。之后他的社交圈也变得越来越窄，喜欢谈论的话题越来越少，开车外出也变得令人担心。他会一个人慢悠悠地开在慢车道上，而其他车辆很快速地从旁驶过。去到一个新的地方，四处走走对他来说也成了极大的挑战。

我几乎可以肯定，在那 20 年里的某个时候，父亲已经意识到自己的身体出了问题，但是他更愿意隐藏自己的恐惧。他就是这样的一个人，不想让任何人为他担心。我们的亲人们，在很长一段时间里都没注意到他的认知变化。我们以为他只是太疲劳了，是在为这么多年的辛苦工作付出代价。

我父亲在他 67 岁的时候，决定关闭他的诊所，这个男人之前一直说会照顾病人到 100 岁。他独自离我而去，并对我解释道："这样对你母亲更好。"

不过，在那个时候，我们已经不需要再问为什么了。

毕竟已经 67 岁了。

我只告诉了几个人我的基因检测结果。与其他疾病不同，很多人都不想谈论阿尔茨海默病这个话题。这对病人而言是一种极大的耻辱，并且我特别担心他们知道后，会质疑我的能力或判断力。可以想象这种质疑对我的职业发展意味着什么。我向嫂子吐露了心声，她也是我的密友，写过一本关于治疗癌症的书。嫂子非常了解这种疾病治疗的新进展。她说，她最近看到了戴尔·布来得森博士写的一篇论文，讲述了一个 10 名认知功能衰退或阿尔茨海默病患者遵循的治疗方案，其中有 9 个人已经逆转了。她把论文发给我，我第一次有了希望。

我决心让原本无法避免的痴呆尽量晚一些发作，这已经是最好的预期了。布来得森博士向这 10 名患者提出的建议，我决定尽力遵循。我已经没有什么可失去的了。如果这个治疗方案能够让我将来有时间陪伴丈夫和孩子，那就是值得的。此外，布来得森博士在那篇论文中写道，每个人在遵循治疗方案这一点上都做得"非常好"，但并没有做到"完美"。这对我来说是一种激励。这个"非常好"，我能够做到。

看完论文的第二天，我就开始做以下几件事。

改为采用地中海饮食①，遵循MIND饮食原则②。基本上去掉了所有的白糖和面粉，不再吃加工食品，寻找有机食品，主要吃蔬菜、水果（主要是浆果）、鸡蛋、鱼肉或鸡肉，只吃全谷类食物。我吃了很多橄榄油，而且喜欢吃牛油果和坚果。

我最开始列出的饮食原则，部分基于布来得森博士的治疗方案，部分源于我自己的研究，具体如下：

禁加工食品

禁"白色"：不吃精白面粉、白糖等（简单碳水化合物类），以全谷物替代

每天摄入绿叶蔬菜

每天摄入其他蔬菜

每天吃浆果（尤其是蓝莓）

每天喝咖啡（但是要适量）

每天吃坚果

食用油为椰子油或中链三酸甘油酯油（把它们掺在咖啡里，或用于烹饪）

经常吃牛油果

有时喝一杯葡萄酒（红葡萄酒或白葡萄酒）

---

① 地中海饮食，泛指希腊、法国等处于地中海沿岸的欧洲国家采用的以蔬菜、水果、鱼类、五谷杂粮、豆类和橄榄油为主的饮食风格。——编者注
② MIND饮食（超体饮食），即地中海饮食与DASH（终止高血压膳食疗法）的结合体。——编者注

黑巧克力是可以吃的

鸡蛋也可以吃

奶制品是可以吃的，比如纯希腊酸奶和低脂牛奶

红肉限量（偶尔吃）

奶酪限量（偶尔吃）

鱼肉、禽肉是可以吃的，每周至少吃一次鱼，尤其是鲑鱼

不吃快餐、糕点、糖果、黄油和奶油

　　我的治疗从改变饮食开始。我绝对没有做到"完美"，但是我认为做到了"非常好"！我喜欢吃冰激凌，但我更爱惜我的大脑，所以尽量不吃，现在只是偶尔地放纵一下，吃一点点，这种偶尔的放纵有助于我坚持下去。

　　学会禁食。开始的时候，我一天禁食 12 个小时，晚饭后不再吃东西，至少 12 个小时后再吃。起初这很难做到。我之前喜欢早晨在开车送孩子上学前喝一杯拿铁（加一点糖），现在改喝不加糖的红茶或水果茶了。在最初的几个月里，每天禁食后的几个小时真的很饿，但我最终还是适应了。我也经常想在晚上吃点零食作弊，但基本上都能忍住。忍耐了一段时间以后，禁食就变得容易多了，成为日常生活的一部分。现在我禁食的时间更长了，经常是 13~14 个小时。

　　几乎每天都锻炼，每次维持在 30 到 60 分钟。如果只有 30 分钟的锻炼时间，我会确保足够的强度。一些锻炼项目原本就是我日常生活的一部分，但是以前没有坚持下来。我搜索了有

关运动和载脂蛋白 E4 基因的信息，发现一项研究表明，携带载脂蛋白 E4 基因的人与没有这个基因的人相比，海马体的体积会随着年龄增长而萎缩。但是，如果每日运动至少 30 分钟，每周运动 4~6 天，萎缩速度要比不运动的基因携带者缓慢。我别无选择。运动是我的新工作，必须完成。

试着在禁食时间段内锻炼。我了解到，由于载脂蛋白 E4 基因的存在，大脑在中年以后不能有效地代谢葡萄糖，但通过禁食和锻炼释放的酮类物质可以作为替代葡萄糖的能量来源。为了最大限度地产生酮类物质，我尽量在禁食结束前锻炼。有时候因为锻炼，我的起床时间比以前更早。

尽己所能改善睡眠。尽量保证七八个小时的优质睡眠。把房间光线调暗，并且让房间环境更凉爽一点。我把睡眠当作最重要的事情，经常在孩子睡觉前早早地就上床了。这样在说晚安后，他们反而学会了不再打扰我。我在睡前服用褪黑素和镁补充剂，以及用于治疗夜间惊醒的 L– 色氨酸。

在饮食中添加膳食补充剂。我是从布来得森博士推荐给所有刚开始接受治疗方案的人的基础配方开始的：鱼油、姜黄素、维生素 B_{12}、维生素 D、益生菌和 α– 硫辛酸。然后慢慢地在基础配方中加入其他膳食补充剂，每次加一种，这样就可以看出这种膳食补充剂对自己有什么影响，并且可以进行相应的调整。比如，它们是否让我昏昏欲睡？吃下去会不会觉得恶心？我后来添加的膳食补充剂有南非醉茄、假马齿苋、胞二磷胆碱、辅酶 Q10（泛醌），没有服用维生素 B_{12} 的时候，就补充复合维生素 B。后来，我又加入了孕烯醇酮、NAC（一种抗氧化剂，用于应对胰岛素抵抗）、维生素 C、锌和锰。采用这种添加方式是因为我了解自己的毛病，以及哪些膳食补充剂对我可能特别有益。

两年以后，我开始服用雌激素和黄体酮，来帮助我缓解更年期症状并改善睡眠，而且它们可能带来改善认知功能衰退的益处。

布来得森博士还建议，刚开始治疗的患者应致力于缓解压力和锻炼脑力。我试着留意是什么让自己感受到压力，并且对那些压力源进行控制。尽管不是很成功，但我还是试着找时间冥想或平静地呼吸。一开始，我真的不知道如何以一种更成熟的方式来控制压力。至于脑力锻炼，我试过一个叫作"Lumosity"的手机应用程序，但发现它太难了。这个时候，学习一门语言或一种乐器的想法让人感到难以抗拒。当时我并不知道的是我的大脑会因此改善。治疗过程中，脑力锻炼这一部分最为有趣。

我于 2015 年 4 月底开始实施 ReCODE 治疗方案。知道自己携带有载脂蛋白 E4 基因，再加上看到了父亲认知功能衰退的过程，我充满动力，决心坚持下去。我知道自己的生命在此一搏，但其实完全没有预料到能够改善。结果，当真正有改善的时候，这感觉简直太棒了，让我大吃一惊。

时光如梭，三个月过去了，到了这年 7 月份。一天，在健身的时候，我环顾四周，突然意识到现在确实能认出好些人了。更重要的是，我知道自己认识他们。这是之前从未有过的感觉。

之前我经常不好意思跟别人打招呼，因为我一直不确定自己是否认识他们。

又过了两个月，到了9月份。我去参加孩子学校举办的家长日活动。这通常是很让我焦虑的一天，因为我无法认出见到的人是谁。不过这次我玩得很开心。我不仅能认出人来，而且心里知道自己认识他们，我喜欢走到他们面前和他们交谈。

又过了一个月，到了10月份。我感觉到了真正的清醒。一天又一天，我感觉自己越来越清醒，就像大脑中的一团雾在逐渐散开。我感觉精神上更饱满了，在会议和谈话中变得更加敏锐。并且，我的阅读理解力和记忆力大大地提升了。突然间我又开始想阅读了，想去学习。然后有一天，我注意到自己用了复杂的词语来表达想要说的意思："任性"，而不是"闹脾气"；"挑剔"，而不是"难伺候"；"爱滋事"，而不是"气汹汹"。

我到了下午就疲劳的感觉也烟消云散了。在那之前，我一直很担心下午4点到晚上10点这个时间段，这个时间段里孩子们最需要我，而我的脑子感觉太累了。突然间，真的很突然，我能够在睡前一直保持精力充沛。家庭作业不会做吗？没问题！要深夜跑一趟超市买东西？当然可以！以前因为疲劳来得十分缓慢和隐匿，我都没有意识到究竟是怎么回事，这时候才知道，这是痴呆在不知不觉地侵入。

接着我的记忆力也开始提高。我不再需要孩子们在厨房给我写下来了，可以经常在脑海中回想自己的日程安排，在开车的时候也感到有更强的控制力和自信心。我终于平静下来了，并开始喜欢复杂的长谈和情节曲折的电影。我甚至注意到，自己又能感觉到咖啡因的作用了。

恢复到这个程度，有一天我坐下来写了一些东西，其间注意到两件事。第一，我打字速度很快。我的手指能像20年前那样在键盘上飞舞。第二，我发现我又可以写作了。我有了想法，它们在大脑中流动。

这个时候我知道自己已经完全恢复了。

此后不久，在12月初，我重新做了几组认知功能测试。那些第一次测试中的低分项目，跃升到了最高的百分位区间。负责测试的神经科医生告诉我，依据这个重大改善，可以说，虽然之前我的认知功能一直在衰退，但是现在已经明显好转了。

我一直忠实地遵守ReCODE治疗方案，并打算这一生都坚持下去。若是旅行、疾病等因素在某种程度上干扰了我，我就会注意到自己的思维有点模糊。但是每次我都通过加倍努力回到了原来的状态。

坚持个人管理并不容易，需要我们小心翼翼、始终如一、下定决心，同时也需要我们接纳"不完美"的状态，因为我认为没有人可以一直完美地遵循计划。我认为尽早开始会更有帮助，因为刚刚处于认知功能衰退的早期阶段，所以比较容易调整自己的习惯、改变生活方式。最后一点，我认为要在治疗上取得成功，需要得到亲友的支持，无论来自配偶、其他家庭成员还是朋友。我很幸运自己有一个完美的丈夫，他从第一天起就为我加油。他和我一起锻炼，鼓励我坚持改变饮食习惯，并且帮助我保证睡眠质量。我很感激他。

我还经历了认知功能其他方面的改善，其中一些是不易察觉的，但对于我来说很重要。在现在的会议和讨论中，我又回到了从前的那个自己。现在看情节复杂的书籍和电影会让我感到愉悦，比如《间谍之桥》。和别人交谈不再是一项任务，绝对不需要像以前那样，为了避免忘记，在心中反复念叨自己想说的话。我再一次体会到了大脑的敏锐。

认人困难这个问题对我来说也成为过去。我的西班牙语又回到了原来的水平，汉语和俄语水平也明显地恢复了。我发现自己还是很擅长在陌生的地方辨别方向，新到一个地方，道路不再是缠绕在一块的面条，而是像拼图游戏。我能记住所有的待办事项、日期和约好的会面。遗忘曾经是如此让我恐慌，但是现在那种恐慌带来的压力已经消失了。

两年过去，我又坐在了钢琴前。出于好奇，我翻看了一页乐谱，似乎是被施了魔法，所有的音符对我来说都是有意义的。这种不可思议的感受我难以描述。现在，我已经可以通过弹钢琴来缓解压力和锻炼脑力了。

经过再三反思，现在可以看出，我和父亲在中年时期遭遇的都是明显的痴呆早期症状：越来越严重的认人困难；下午四点钟以后会感到疲劳；对日程安排和预约会面感到焦虑，甚至有的时候会错过；对阅读、电影和复杂的谈话逐渐失去兴趣；思维清晰度和运转速度逐渐降低；词汇量逐渐减少；间歇性忘词；用词不当；驾驶焦虑，辨别方位困难；难以记住要做的事；

外语和音乐技能丧失；睡眠混乱。这一切都有一个过程，我只是没能看出来。

在逆转认知功能衰退的过程中，我领悟到了很多事情，语言、音乐、词汇实际上都还在我的大脑中，我只是无法获取这些信息。我并没有丧失读乐谱或说外语的能力，也没有忘记复杂的词汇，只是无法进入大脑中那些负责相关功能的区域。其他能力都可以毫不费力地恢复过来，如认人、辨别方向、短期记忆、快速思考等，就像恰好给一辆缺油的汽车加了燃料一样。

在父亲阿尔茨海默病晚期，我经常坐在他旁边，握着他的手，想知道他的大脑功能还有什么。他的语言和记忆功能真的都消失了吗？或者像我一样，他只是不能进入大脑那个区域了？

父亲在大约去世前两年，再也认不出我了。他忘记了他有个女儿，也记不得我的名字。但是在看到我的时候，他经常哭泣，总是念叨着他爱我。他的认知路径似乎被阻断了，但情感路径仍然畅通，我忍不住想知道这意味着什么。这是否意味着他能够进入大脑中储存记忆的区域，并产生一种情绪反应，而不是认知反应？在父亲去世的前几天，那时他的词汇量已经减少到只会说几个字了，看到墙上一张海报，他突然大声喊道："那是爱因斯坦！"不知何故，父亲在生命戏剧性的尾声，找到了燃料，回忆起了一个叫爱因斯坦的人。

任何目睹过阿尔茨海默病发展过程的人都知道，这种疾病是极端残酷的，先是可怕的精神崩溃，随后肉体毁灭，整个过程可以持续很多年。父亲遭受的痛苦无法形容、无法解释，每天都萦绕于我的脑际，无法忘怀。最后，父亲就像我的祖母一样，只想回到布法罗的家中，试图摆脱痛苦。

没有人应像我父亲那样遭受痛苦。没有人。

我想如果父亲知道我们家族的阿尔茨海默病魔咒终于被打破了，他会松一口气的。他会很高兴地知道我可以通过治疗来预防甚至逆转这种疾病，他的子孙们也同样可以。他总是关心别人多于关心自己，即使在临终之前也是如此。我是多么希望他也能有这样的机会啊！

我知道父亲的遗愿一定是想用我们的经验尽可能地帮助大家。我有责任帮他完成这个心愿，我能做的也只有这么多。

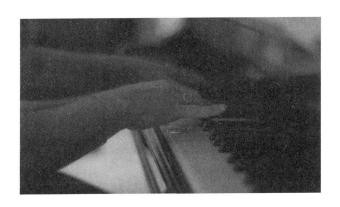

评论：

感谢黛博拉与大家分享她的故事。这个故事既令人伤感，又给人鼓舞。她的病史说明了几个重要的问题，这些问题对于许多患者来说都很常见。第一，她在 40 多岁的时候就注意到自己发生了非常明显的认知变化。研究表明，阿尔茨海默病造成的大脑改变，表现在脑脊液成像和淀粉样蛋白成像的改变中，这种改变大约在疾病被诊断出来的前 20 年就已经开始了，因此我们过去认为发生在 60~80 岁的疾病，实际上通常开始于 40 岁甚至更早。第二，不仅仅是新近的记忆可以恢复，似乎已丢失的旧有记忆本身也是可以恢复的。在黛博拉的案例中，她弹钢琴的能力恢复了，说外语的能力也恢复了。第三，黛博拉认知功能的恢复在几个月后并没有停滞，而是随着时间的推移和个性化方案的不断优化持续着。

尽管黛博拉的故事令人心碎，但对于黛博拉自己、她的孩子和家族后代来说，这是一个充满希望的故事。我期待着有一天，阿尔茨海默病永远无法再跨进每个家庭的大门。

第 3 章

爱德华的故事：远离阿尔茨海默病

这就是承诺的结局吗？

——《李尔王》，威廉·莎士比亚

被诊断患有阿尔茨海默病是一种什么感觉？脑子里会闪过怎样的念头？是子孙后代的脸庞，还是一生的热爱与成就，或是其中的得意与懊悔？只有经历过，才能明白。

阿尔茨海默病，还有比这更可怕的词吗？即使是癌症，也有很多幸存者，但是对于阿尔茨海默病，所有的一切都是绝望的。那是在 2003 年，我被告知处于阿尔茨海默病早期阶段。现在我已经战胜了自己。我叫爱德华，在美国太平洋沿岸的西北地区长大，靠体育奖学金上了大学。很幸运的是，除了有一次在溜冰场上摔了个脸着地，短暂地失去意识之外，我没有再遭受过任何与运动有关的脑震荡。

在大学期间，我开始对卫生专业产生兴趣，并且最终去读了这个专业的研究生，后来在这个行业自己创业。40多岁之前，我的事业发展一直很顺利。后来，一些不寻常的事情开始发生：有的时候我会对自己的员工感到恼火，他们似乎和我不在一个频道上。之后我发现，如果有员工说曾经告诉过我某件事，我会很生气地说"我没听你说过"，他们则会偷偷地翻个白眼。与我一起工作的妻子开始接到一些员工的抱怨，说我经常忘记别人告诉我的事情。回想起来，这是后来发生的一切的预兆。

这些工作问题一直持续到我50多岁，其间我仍然能够非常有效地完成自己的工作。在快60岁的时候，我和许多亲戚朋友去欧洲参加了一个活动，我感觉心力交瘁，加上时差反应，我根本无法像多年以来那样，可以同时处理好几件事。事情很不对劲，我只好打电话给一位好友寻求帮助。

飞回美国后，我回到体育馆锻炼。我盯着自己的储物柜，发现忘记了密码！我离开才两个星期，怎么会忘记经常使用的储物柜密码？这不合常理。我绞尽脑汁，但是始终没有想起密码，最后不得不把锁撬开。就在那个时候，我确信我一定是出了什么问题。

我意识到必须对自己的记忆力做一个评估，特别是考虑到我的父亲患有痴呆。我自己是公司领导，因此希望评估能够匿名进行，至少眼前先这样。我仔细回忆，想要找出一些可能导致最近出现问题的不良因素。是因为有精神压力吗？得了抑郁症？或者是有糖尿病、低血糖之类的代谢性问题？我有一位朋友是神经科专家，我听说她马上要搬离本地，所以立即去找她。她给我的大脑做了 PET 扫描，并希望结果不会显示出任何异常。PET 扫描图像显示，是非常典型的阿尔茨海默病。知道结果的那一刻，我的世界、我的未来、我的希望都变了。这个朋友说，我患有早期阿尔茨海默病，这只是"漫长旅程的开始"。我非常不情愿甚至害怕踏上这段旅程，但是我知道这无法避免。

朋友给我介绍了一位神经心理学家。我已经知道自己患病，现在只是想确认我的认知功能丧失了多少。在初次测试中我取得了很好的成绩，这位神经心理学家说："PET 扫描图像中反映的问题也许是你生来就有的，可能并不代表你得了阿尔茨海默病。"他和我心里都知道真相并非如此，但是听到认知功能衰退以外的任何判断，都让我觉得充满希望。

我给前妻打了电话，因为她的父母都死于阿尔茨海默病，对该病她有较多的了解。她父母的那些经历听起来很可怕。我增加了自己人寿保险的保费，每天都很恐慌，担心我的小女儿，还重新写了遗嘱。

我曾经有过自杀的念头，但不想让家人背负这个负担。我也考虑过精心策划一次"事故"——拿到保费赔偿，但是我意识到这很可能会失败。我知道对这个病我们无能为力，所以没有对家人说起这件事，因为说了也没什么意义。我决心尽自己最大的努力延长可以继续工作的时间。

在接下来的几年里，我注意到自己的数学能力在变差。以往我总能很快地进行心算，而现在不能了。女儿在数学方面需要辅导，我请了一位家庭教师，放在过去，我自己来辅导她是小事一桩。再后来，我发现自己很难记住一个亲戚的名字该如何拼写。脑力活动使我筋疲力尽。以前死记硬背的东西还能保留住，但对于涉及任何新鲜事物或者需要推理的事项，我都感觉很吃力。

我尝试服用安理申，但没有看到任何改善效果，因为担心有人看到我吃这种药，所以后来停止了服用。我很难解决公司里的人员配置问题，也不能协调人与人之间的性格差异。我也失去了分清事情轻重缓急的能力，更换灯泡似乎和处理一个关键的人事问题一样紧迫。我还经常想不起来中午和我一起吃午餐的那个人是谁。

随后一次的神经心理学测试显示，我有一定程度的认知功能衰退，但令我惊讶的是，衰退的幅度相对比较小，我希望自己能够阻止病情继续恶化。然而不幸的是，后续测试显示出了非常明显的认知功能衰退。这位神经心理学家告诉我，得了阿尔茨海默病的人没有痊愈的，所以我应该停止工作。我面对的是同一个专家，但是先前他身上那些让我感受到乐观或希望的迹象已经消失了。很明显，我的认知功能衰退正在加速，而且不可逆转。

神经心理学家说我应该停止工作，我的内心很挣扎。该怎么办？为什么认知功能衰退的速度在加快？

前妻建议我去巴克老龄化问题研究所和布来得森博士谈一谈，但是我对此心有疑虑。毕竟，所有人都没有办法治疗这个疾病，为什么这个人可以？这个世界上真的有什么新的突破吗？然而，由于没有可供我选择的其他有效方案，我心想去谈一谈至少可以多些了解。

2013 年末，我见到了戴尔，和他聊了认知功能衰退的各种原因，这是他领导的研究团队几十年来的研究方向；还谈到了他们将这些研究结果转化成了临床上能看到的令人兴奋的初步成果。即使我的脑雾在加速弥漫，我能够理解房顶上有 36 个洞这个比喻。我心想，他描述的治疗方案应该会让我更健康，既然没有什么坏处，为什么不试试呢？

检测发现，我携带有载脂蛋白 E4 基因，确认我属于阿尔茨海默病患病高风险人群，还发现我的同型半胱氨酸水平非常高，指数达到了 18，而这个值低于 7 的人能够减缓因年龄增长而加快的脑萎缩速度。这表明我可能没有摄入足量的维生素 B_6、叶酸和维生素 B_{12}。我的维生素 D 水平低至 28，孕烯醇酮水平也很低，只有 6，而正常值应该接近 100。我体内的锌含量也很低，实际上很多人体内的含锌量都不理想，全世界大约有 10 亿人缺锌，特别是那些服用质子泵抑制剂 [①] 治疗胃酸倒流的人。我的铜离子水平太高了，而且有患全身性炎症的迹象。我意识到自己在代谢方面有很多问题需要解决。

我查看了导致认知功能衰退的病因列表，包括病毒感染、炎症、胰岛素抵抗和接触各种毒素，并意识到可能确实是自身原因导致的认知功能问题。我的饮食习惯是相当标准的美式和欧式饮食，低脂肪、高碳水；我的饮酒量适中，但对于有认知功能

---

① 质子泵抑制剂（PPI）是目前作用最强的抑制胃酸分泌的一类药物，临床常见的有奥美拉唑、兰索拉唑、泮托拉唑、雷贝拉唑和艾司奥美拉唑等。——译者注

问题的人来说喝酒可能不太好；我的生活压力很大，创立的公司在多地有分部，并且发展势头很好；我的睡眠也不好。但我做的事至少有一些是正确的：大部分时期都坚持锻炼，并且服用抗病毒药物伐昔洛韦。当时我服用这种药物只是为了抑制偶尔暴发的口唇疱疹，并没有与阿尔茨海默病的症状联系起来。

2013 年，虽然布来得森博士还未将其治疗方案取得的效果写成论文发表，但我还是决定在亲人的帮助下试一试。不过即使迈出了这一步，作为一个务实的人，我也知道期望值不应该太高。在开始治疗的时候，我联系了我的前妻，我们两个人心情都很复杂。我们都认为，即使我的生命可能即将结束，我们两个也拥有过美好的生活。

在接下来的几个月里，我专心制订了正确的计划。彻底改变我的饮食习惯，不吃薯条，不喝酒；除了吃沙拉和富含蔬菜的生酮食物、夜间禁食，我每天都进行大量的锻炼。锻炼能够改善睡眠质量，减轻压力。我还服用了大量的膳食补充剂，旨在平衡我的内分泌。每天早上我都会在冷水中游泳或长距离骑行。我在骑车时，向下使劲踩着踏板，一英里接一英里越来越快，内心在担忧：这样真的能甩掉阿尔茨海默病吗？

第一个变化实际上是没有变化。家里人说，在我开始遵守现在制订的生活计划之前，认知功能的加速衰退已经持续了大约18 个月，而现在已经不再衰退。这是一个令人愉悦的进展。然后我开始注意到认知功能的恢复和脑雾的消散，能够认出工作中遇到的人，午餐伙伴也不再被我遗忘，数学能力开始恢复。我在接受了约 6 个月的治疗后，很明显感觉到情况在好转。

之前那位神经心理学家提醒我关掉公司，着手处理自己的个人事务，因为我需要日常照护是迟早的事情。而今，一年过去了，在认知功能改善之后，我做出了一个不同寻常的决定——公司开设一个新的分部，后来结果证明成立新分部的决定是正确的。

我发现把这个治疗方案融入日常生活，一开始有点麻烦，改变习惯总是如此，但习惯之后就会变得越来越容易。新的习惯已经成了第二本能。好了，我的经历讲得差不多了。我还是会偶尔吃点炸薯条，有的时候还喝点酒。但是在绝大多数时间，我是按照计划来生活的。工作中的一切都恢复了正常。不可思议！

我不知道这种改善能持续多久，但也没有多去想这个问题，因为我又一次投入忙碌的生活了。工作、旅行、度假、花时间陪伴家人和朋友，日子又热闹了起来，并且认知功能还在继续改善。

将近两年之后，戴尔建议我再做一次神经心理学定量测试，以衡量我取得的进步。我心里想，这是一个很有压力的建议呀。我自己注意到了有"改善"，很多人也看到了，但如果给我做测试的神经心理学家说，我认为的"改善"根本不是真的，那该怎么办？如果发现这一切都是一场梦，我会崩溃的，这很可能会影响未来的正常工作。此外，那位神经心理学家一直持有几分悲观的态度，考虑到他多年以来治疗阿尔茨海默病患者的经验，持有这种态度并不奇怪。尽管我理解需要做定量测试以确定该治疗方案的有效性，但我不想扰乱自己目前的日常工作。然而，最终我还是被说服去做了测试，因为将采用治疗方案前后两种结果进行对比，可以帮助了解治疗的有效性。2015 年末，大约是在实施该方案两年后，我有点不情愿地去测试了。就像之前的测试一样，那位神经心理学家花了几个小时的时间对我大脑功能的各个方面进行了研究。我紧张地等待着结果。

令我大为欣慰的是，结果非常好！成绩显著提高了。那位神经心理学家指出，在他多年的实践中，并没有看到阿尔茨海默病患者有过这样的改善。不仅我的记忆力得分提高了，而且处理信息的速度也提高了。处理信息的速度，是衡量大脑"年轻"状态的一个指标。根据测试结果，我的大脑实际上变年轻了。

我现在已经坚持治疗方案 7 年多了，认知功能的改善一直持续到今天。当然，偶尔我也会忘记一些事情，但是谁都会忘事，不是吗？现在我已经 70 多岁了，工作和生活都和之前一样好。我很感激能看着女儿长大，成为一位有成就的女性，也很感激有时间和家人在一起。

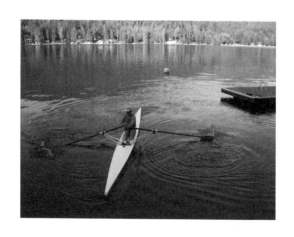

　　　　　　　　重生之路：阿尔茨海默病的预防与逆转

评论：

阿尔茨海默病患者中男性约占 1/3，而携带载脂蛋白 E4 基因的男性约占阿尔茨海默病患者的 1/5。爱德华的病程很常见：在几年的时间里认知功能缓慢衰退，之后衰退突然加速。他第一次出现明显的症状是在压力很大的状态之下，这又是一个患病共同特征。基因检测表明，他属于患病高风险人群，PET 扫描证实了他患有阿尔茨海默病。

想想这是一种什么样的感觉？一个人事业正在突飞猛进，相对还很年轻，却没有发觉阿尔茨海默病的早期症状，随后病症逐渐加重。很不幸，爱德华就经历了这样的过程。而幸运的是，后来他能够体验到其认知功能的恢复，而且是一种持续的恢复，现在他已经保持 7 年多了。

第 4 章

玛茜的故事：救灾

我总是试图把每一次灾难转化成机会。

——约翰·D. 洛克菲勒

　　大家好，我叫玛茜，是一名 79 岁的精神科退休医生，毕业于哥伦比亚大学内外科医生学院。我和我的爱人在纽约的韦斯特切斯特县住了 20 年，就住在我们于 1991 年建的房子里。我有一个可爱的女儿，她和丈夫，还有他们的 3 个孩子，住在离我一小时车程的地方。我深爱的才华横溢的儿子死于 2001 年，那时他年仅 29 岁。

　　我母亲患有脑积水导致的继发性痴呆。为了在一定程度上改善痴呆，她做了脑积水分流手术，结果她死于术后的一次摔倒。我的姐姐经常抱怨记忆力不好，她死于腹动脉瘤破裂，享年 80 岁。另一个姐姐 82 岁了，也常抱怨记忆力问题。她经常摔倒，说是因为不记得自己老了，忘记了需要小心被绊倒。我的弟弟没有记忆力问题。

我一直忙于一项高规格的、复杂的志愿者工作和几个公共卫生、环境宣传项目。

学习障碍[①]是我的家族遗传。我在数学、拼写和语法方面都有学习困难。我在小学二年级的时候就需要接受拼写辅导。读医学院的时候，这种障碍使我学习起来非常吃力，尤其是面对与生物化学和数学相关的科目。克服学习障碍需要的坚持和努力，有助于我遵守 ReCODE 治疗方案的各项要求。

我在 50 岁之前，包括在医学院接受训练和实习期间，记忆力都很好。1991 年我搬到了纽约的韦斯特切斯特县。我当时正在装修自己的房子，住在里面的时候，装饰材料和油漆的味道很大。我同时也注意到自己的记忆力没有以前那么好了。

2003 年，出于一个与记忆力无关的原因，我参加了西奈山医院公益性的身体负担研究，研究体内发现的有毒物质。我被发现体内存在 31 种影响大脑和神经系统的化学物质。

2006 年 12 月，我在一个健康度假村度假的时候，非常担心记忆问题，在那里我参加了一个时长为一小时的记忆测试，用的是第三版韦克斯勒记忆量表[②]。我的即时记忆得分排在同年龄

---

① 学习障碍，即学习技能发育障碍，是指智力正常的儿童在阅读、拼写、表达、计算等方向，心理过程存在一种或几种以上的特殊性障碍。——编者注
② 韦克斯勒记忆量表是一个供临床使用的较为简单的记忆测验量表，有助于鉴别器质性和功能性记忆障碍。——译者注

组的第 23 百分位，延迟记忆得分排在第 20 百分位。主持测试的心理学家建议我去寻求进一步的帮助。

我记忆的主要症状是无法记住新的信息，如姓名、面孔、书籍、报纸、电影、戏剧、讲座、经常光顾的餐厅、有事实依据的谈话内容。这些信息就好像在大脑中被过滤掉一样。比如，除非我在段落下面画线，否则我会一遍又一遍地读同一段内容，并不知道实际已经读过了。再比如，无论看了多少次标签，我都记不起家里养的植物的名字。

我和一个新认识的朋友打了 4 个小时的高尔夫，一个月后再见到他的时候，我已经记不起这个朋友的面孔和名字了。并且，我记不住很多长期固定球友的名字，但能认出他们的脸。我甚至很难记住每个球洞的击球次数，更不用说记住各个洞的击球过程了。虽然我从 10 岁起就开始打高尔夫，而且打得很好，但是如今我好像已经记不全该怎么打了。

日益严重的记忆丧失使我开始回避一些以前自己喜欢的活动。

记忆问题导致我遭受了很大的经济损失，有的时候甚至会危及生命。尽管已经有了一大堆停车罚单，我还是会忘记把钱投进停车收费的计价器里。我也会忘记检查自己和宠物狗身上是否有蜱虫，尽管我已经感染了莱姆病和埃立克体病（这是两种经蜱虫传播的疾病）。尽管患有皮肤癌，我还是会忘记涂防晒霜。最危险的是在纽约开车，我有时会忘记注意行人和自行车。后来，我变得快要放弃开车了。（经过治疗，现在我又成了一名安全的司机，并且每次都记得把钱投进计价器里。）

另一个奇怪的记忆症状是，我几乎完全遗忘了个人生活中的细节，尤其是我的童年，只记得上医学院之前一位老师和医学院一位老师的名字。此外，我记不起以前旅行的细节，也记不起与兄弟姐妹一起玩耍的时光，忘记了曾经与朋友一起生活的细节。

我决定告诉朋友们我的记忆力出现了问题。有一天，一个朋友告诉我，他读了布来得森博士的一篇研究论文，并且去了解了一下作者本人。朋友认为布来得森博士也许能对我有帮助。我立刻找到了那篇论文，看到其中一些记忆力比我差的病人都已经有了很大的好转，所以认为布来得森博士的治疗方案没理由对我无效。作为一名内科医生，我自己去验血，然后把检验结果交给了本地的功能医学①医生。针对甲状腺功能减退，雌激素、黄体酮和睾酮水平紊乱，维生素 D 和维生素 B_{12} 水平低下，以及其他营养缺乏症，医生开了各种维生素和膳食补充剂。

2016 年 9 月 9 日，我前往纽约大学郎格医学中心，在其巴洛记忆评估与治疗中心进行了 MRI 和 PET 扫描，结果显示我的情况可能与阿尔茨海默病早期症状一致。我大脑的海马体体积只有同龄正常人的 16%。纽约大学的神经科医生要给我开安理申，但我拒绝了。虽然这种药有助于治疗早期症状，但我知道它不会改变疾病的进程。

---

① 功能医学属于预防医学的分支，融合了分子医学和现代营养学理论，是一种评估、预防和治疗复杂慢性疾病的方法。功能医学认为人体处于动态平衡之中，平衡被打破时疾病就产生了。因此功能医学不以治疗疾病为目标，而是追求恢复人体内部的平衡，功能医学称之为"内稳态"。——译者注

2016 年 10 月 20 日，我第一次给布来得森博士发了电子邮件。我需要他的帮助，因为他论文中提到的一些测试我不知道如何去做，也不知道如何解读 MRI 扫描的诊断结果。幸运的是，他非常友好地回复了我的邮件，并开始在许多方面指导我，包括推荐检查项目和解释检查结果。最后我一共做了 33 次血液检查，都出现了异常结果，并且在重金属兴奋试验中检查出了 5 种重金属水平异常。幸运的是，在载脂蛋白 E4 基因的检测中，我的结果表明存在普通风险，而不是高风险。

按照 ReCODE 治疗方案和纽约大学神经科医生的建议，我于 2016 年 11 月 9 日做了 4 个小时的神经心理学测试，由埃莉萨·利瓦诺斯博士主持。利瓦诺斯在总结中写道："尽管神经影像学显示海马体的体积明显缩小，但这项评估结果与神经系统变性疾病（即影响颞叶结构的阿尔茨海默病）患者的预期表现不一致。"

这个测试结果让我感到宽慰。这证实了我自己认知功能改善的感觉，并且表明我已经遵循了大约 8 个月的治疗方案正在发挥作用。

我更加努力地遵循"生酮活动 12+3 饮食法"①，并且进入了酮症状态②。我瘦了大约 6.4 千克，有点太瘦了。我还增加了

---

① "生酮活动 12+3 饮食法"是 ReCODE 治疗方案中提出的一种饮食方法，即按照改良的生酮饮食法，采用"12+3"的禁食方法，就是晚餐结束后禁食 12 小时再吃早餐，晚餐至睡觉的间隔时间要达到 3 小时，其间不得再吃零食。——译者注
② 酮症状态是长时间禁食导致的，机体消耗脂肪和蛋白质供能，使体内丙酮类物质增加的状态。酮症状态根据严重程度不同，分为多个等级。有观点认为"营养性酮症状态"对健康有益。——译者注

锻炼。2017 年 5 月 7 日，我使用 DMSA（一种从骨骼和大脑中提取重金属的药物）进行了重金属尿液兴奋试验[①]。结果表明，我体内汞含量极高，铅、铯、砷和铊含量也远超正常值。

我小的时候补过好几颗汞合金假牙，后来逐渐换成黄金镶嵌材质。另外，我住在一栋建于 1893 年的老房子里，屋内供自来水的铅管也被换掉了。尽管我很担心螯合作用（一种旨在减少体内重金属含量的处理方法）的不良反应，但最终我还是决定接受这项治疗方案，希望能够降低体内的汞和铅含量，这可能是造成我记忆问题的主要原因。

我患有莱姆病，可能是因为感染了霉菌产生的真菌毒素。所以，我还找了治疗莱姆病、霉菌和毒素方面的专家，治疗自己的莱姆病。我第一次见到莱姆病专家是在 2017 年 2 月 16 日。

2018 年 4 月 2 日，大平原实验室对我体内的有毒非金属进行了测试，发现了 4 种含毒素量较高的产品：干洗剂、指甲油、阻燃剂和有机磷农药。尽管我不在家里使用杀虫剂，但是我已经在高尔夫球场上接触有机磷杀虫剂很多年了。拿到这些结果后，我不再用指甲油和染发剂，并且发现了一种"更绿色"的清洁剂。并且，对于清洁和个人护理产品，我都选择毒性最小的产品。

在 2018 年 7 月 3 日准备使用重金属螯合剂之前，我因高烧（39.33℃）、极度疲劳、血小板和白细胞过低而住院，被诊断患

---

① 重金属尿液兴奋试验是先留一份尿液，随后口服 500 毫克 DMSA，将人体组织中的重金属螯合后经肾排进尿液里，再留取尿液进行对比，以判断体内是否重金属水平超标。——译者注

上了埃立克体病。医生给我静脉注射了多西环素和哌拉西林—三唑巴坦，让我口服了两周多西环素。这次治疗一举两得，似乎立即治愈了埃立克体病，也消除了莱姆病的残留影响，我终于有精力做更多的有氧运动了，运动对康复起到了重要作用。

埃立克体病治愈后，我的肝功能恢复了正常。我接受了多个疗程的静脉注射谷胱甘肽（这对解毒而言至关重要），以纠正异常低的谷胱甘肽水平。我准备开始使用螯合药，以治疗之前在检测中发现的高汞和高铅问题。

经过两轮螯合药物治疗，我体内的汞含量从 27 微克大幅下降到 2.4 微克的正常水平。铅含量从 18 降至 5.7（血铅的正常值小于 2）。多种其他重金属含量也减少了，铝几乎没有了。

螯合药物治疗

我连续 3 天，每天服用 100 毫克 DMSA，然后停药一周，一共吃了 5 个疗程，之后再重新测试。在接受第四次螯合药物治疗的时候，我出现了明显症状，大脑以惊人的速度遗忘掉新的信息。第五次也是最后一次螯合药物治疗时，医生将 DMSA 剂量降到了 50 毫克。这证实了新信息遗忘过快的症状与在螯合作用下将过多的汞或铅排进血液中有关。

2018 年 10 月 12 日，MRI 扫描和后续的 PET 扫描显示，"不存在神经退行性病变导致的脑萎缩或代谢减退"。神经退行性病变的迹象消失，这给神经科医生留下了深刻的印象。我则欣喜若狂。

2019 年 9 月 3 日，我服用了 500 毫克 DMSA，6 小时后我测试了螯合后重金属水平是否保持稳定，不幸的是，测试结果显示我体内铅水平高达 7.9，汞水平也显著增加，高达 8.9，这意味着如果我认为风险与回报呈正比，就还需要接受进一步治疗。

2019 年 11 月，我非常高兴地听到了一个好消息：自 2016 年以来，我大脑海马体的体积显著增加了，2017 年时是同龄者的 54% 甚至 50%，到 2019 年达到了 60%。

还是 11 月，我到西雅图见了罗斯博士和她出色的脑健康研究所成员。他们都对我帮助很大，特别是罗斯医生。这个研究所的健康指导是克里·米尔斯，体能教练是科尔温·帕蒂斯。科尔温有一种独特的方法，能让人在锻炼身体的同时锻炼大脑。

2020 年 5 月，一个家庭睡眠研究机构诊断我患有轻度的睡眠呼吸暂停综合征。被测者每小时呼吸暂停的次数，正常应该少于 5 次，而我的是 10.5 次，经过两个月的持续气道正压通气治疗后，恢复到了 1~2 次的正常值。睡眠呼吸暂停是导致记忆问题和海马体体积变小的常见因素。我将手机上相关应用程序连接到持续气道正压通气机上，因此每天早上都能在手机上看到前一天晚上呼吸暂停和呼吸不足（呼吸过慢）的次数。鼻腔冲洗器也有帮助，相对简单、快速，可以缓解因过敏引起的鼻塞，而鼻塞会加重睡眠呼吸暂停症状。

我将记忆问题告诉给朋友们，除了我的家人和最亲密的朋友，其他人要么认为我没有严重的记忆问题，要么不相信我的记忆可能会永久消失，尽管这个记忆问题已经以多种方式影响了我的生活。这两种反应都使我感到焦虑，让我的信心受到了打击，而信心是日常治疗必需的。专业医生的支持对我病情的持续改善至关重要。我没有办法表达每天遇到的严重记忆问题和坚持治疗方案的困难，但是专业医生的支持很大程度上抵消了这种痛苦。几个朋友和我老伴的帮助也是极其重要的。

除了"生酮活动 12 + 3 饮食法"、运动、膳食补充剂、螯合药物、莱姆病和埃立克体病治疗，以及持续气道正压通气机的使用，对我帮助最大的是在手机上做大脑训练（选择一款专业训练大脑认知功能的应用程序）。过去的三年中，我每天早上都会用手机训练，一次 40 分钟，不训练的天数加起来不到 5 天。我也会密切关注自己的训练进度、每场训练的等级和水平，以确保我不会落后。我强迫自己在 40 分钟后停止训练，出去做有氧运动，我的精力又回来了。

去年我开始玩一款不会令人沮丧的简单的纵横填字游戏，后来在网上与 6 岁和 8 岁的孙子孙女一起玩。他们每次都能赢我，大脑反应速度比我快得多，但是我在一点一点地进步，玩得很开心。

我很幸运，现在的日常生活不再受记忆问题的影响。现在的我可以说非常机警、专注、敏锐，能回忆起几周前别人对我说的话，并且可以更有效地从事志愿者工作。我又重新开始打高尔夫了，能够记住击球次数以及怎么打出特技球。我的老伴以前形容我的记忆力是"灾难性的"，后来说已经进步为"非常糟糕"，现在说我"头脑灵活敏捷"，这说明我在接受治疗后记忆水平有了很大的提高！

一些信息在我大脑中仍然会"流失"，但相比治疗前要少得多。在继续完成 ReCODE 治疗方案的所有要求，进入酮症状态，降低仍然很高的汞和铅水平后，我希望能够改善"信息流失"这个问题。如果再也不能进一步改善，也至少已经从阿尔茨海默病的阴影中走了出来，我将快乐地度过此生。

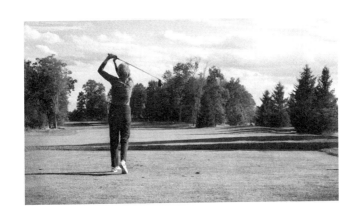

评论：

玛茜的经历再次提醒我们，通常有多种不同的因素共同导致认知功能衰退，而对每个人来说致病因素都是不同的。玛西缺乏大量的营养素和激素，她成功地解决了这个问题。然而，其他检查发现她接触了多种毒素，这些毒素分别是汞等重金属、有机毒素和生物毒素。

值得讨论的是，玛茜认为她可能是在打高尔夫球的时候接触到了毒素。几位内科医生对一种可能被称为"高尔夫球场综合征"的疾病发表了意见——高尔夫球场上的工作人员或者花大量时间在高尔夫球场上打球的人，抱怨有认知功能衰退的很多。这可能与高尔夫球场本身无关。高尔夫是一项极好的运动，运动是预防认知功能衰退的重要措施。然而，如果在高尔夫球场或者附近地区待了很长时间，为了安全起见，请检查你体内的毒素水平。

除了发现毒素，玛茜还接触过包柔氏螺旋体（导致莱姆病的微生物）和埃立克体，这两种都是被蜱虫叮咬后感染上的。这些微生物可以在我们的体内存活很多年，而且经常诊断不出来。这是一场在人体内持续不休的"冷战"，伴随着这个漫长战争的长期病原体，如疱疹病毒、螺旋体、埃立克体和巴贝斯虫等，可生成与阿尔茨海默病相关的淀粉样蛋白——这是一种保护性反应，因为淀粉样蛋白可杀死微生物。

尽管被感染了，玛茜最近做的 MRI 扫描显示她大脑海马体的体积增加了，这与她的认知功能改善非常吻合。此外，她后续的 PET 扫描也显示情况有所改善，不再符合阿尔茨海默病的诊断。

玛茜已经逆转了认知功能衰退的趋势，随后的关键就是继续优化。需要考虑如下问题：是否有遗漏的致病因素？能达到酮症状态的最佳水平吗？血糖控制在最佳水平吗？肠道菌群状态如何？等等。您将从下一章主人公莎莉的经历中看到，后续调整非常有用。

第 5 章

莎莉的故事：失败的审判

你可能需要反复不停地战斗才能赢。

——玛格丽特·撒切尔

作为一名护理学教授，我一直在告诉大家，阿尔茨海默病是无法预防或逆转的。但我的个人经历却不是这样。在过去的 5 年里，我一直在逆转阿尔茨海默病的早期症状。这是一个每天都要进行的抗争，确实是有效的！

5 年前，我常常记不起当天是星期几。更糟糕的是，我有时会忘记送孙女们去上学，而且经常弄混她们的名字。在一次认知功能测试中，我被诊断为轻度认知功能障碍，这意味着我很快就会患上阿尔茨海默病。测试的时候要求我画一个时钟，我记不清时针应该画短还是画长。PET 脑部扫描显示我有与阿尔茨海默病

相关的 β–淀粉样蛋白斑块。

我参加了一项去除淀粉样蛋白的临床药物试验，但是每次注射药物以后，我的记忆不但没有改善，反而恶化了。因此，在注射了 8 次药物以后，我决定退出这项临床试验。

在一个脱口秀节目上，我的丈夫听说了布来得森博士的研究。我联系了布来得森博士，询问是否可以加入他的试验。他回答说不可以，因为我住得离他在加州的研究所太远了。不过，他主动提出与我和我的医生分享他的 ReCODE 治疗方案。第一步是完成认知功能检查，包括 36 项血液指标检查和基因检测，检查得出的一整套数据用以评估阿尔茨海默病的特定致病因素。我震惊地发现，36 项指标我几乎都不正常。这种情况很不寻常，我身上有布来得森博士确定的 6 种阿尔茨海默病患病风险因素中的 5 种，特别是毒素类。此外，我携带有载脂蛋白 E4 基因，这是所谓的阿尔茨海默病风险基因。

我决定集中精力依次做出改变。现在，5 年过去了，我践行了 ReCODE 治疗方案的所有要求，我的大脑功能也在不断改善：

- 我的大脑能够记得把手机带在身边。
- 我的大脑可以提醒我出门时带上驾驶证和信用卡。
- 我的大脑可以解决为孩子们一家做饭的问题。
- 我的大脑可以享受大脑训练游戏的乐趣。
- 我的大脑能记得今天是什么日子。

- 最重要的是，我能记得送孙女们去上学了！

我目前大脑的"思维"能力是过去 5 年全面、持续地实施 ReCODE 治疗方案的结果。在我实施 ReCODE 治疗方案的第二年，36 项指标中大约有一半恢复到了正常水平，并且随后的每一次认知功能检查都显示大脑的认知水平在不断地改善。现在，我在蒙特利尔认知评估量表测试中的得分一直是 30 分，而一开始我只有 24.5。在遵循 ReCODE 治疗方案 4 年后，在更严格的被称为"中枢神经系统生命体征"的计算机神经认知评估的 10 项指标中，我有 7 项测试结果高于平均水平。

我不再担忧、恐惧和悲伤，而是感到充满希望。我可以切实地展望一下未来了，很多年以后，我仍然能够正确地叫出 6 个孙辈的名字。这件曾经被认为理所当然的事情，现在要做到其实并不容易。

现在我的炎症性血液检查值在正常范围内了，目前的检查结果表明，我在改善阿尔茨海默病风险因素方面取得了重大进步。我在过去 5 年中摄入的营养和生活方式的改变，解决了与神经突触形成相关的主要神经化学问题。

最开始，我发现很难遵守 ReCODE 治疗方案，因为需要投入很多时间和金钱（购买膳食补充剂），还需要改变生活习惯。我希望其他检查指标能更快地恢复正常，常常觉得自己的进步速度慢得像个乌龟。我在需要鼓励的时候，总会提醒自己，是乌龟赢得了龟兔赛跑。

从开始实施治疗方案到如今，我已经坚持 5 年了。我要继续坚持，这样才能保持头脑清醒。有的时候我会遗憾，没能在 40 多岁时就开始重视改变。现在我已经 74 岁了，很感激还能保持自己的大脑功能。

得了阿尔茨海默病之后的反应

一共分为 4 个阶段：

1. 早期阶段：担忧，缺乏认识，拒绝承认
2. 中期阶段：认识和逆转早期症状
3. 当前阶段：逆转过程和持续改善
4. 未来阶段：梦想与期待

从一个阶段到下一个阶段的转变过程很少是线性的。大部分情况下，我的改善过程呈上下波动，每个阶段都有进步和倒退。在实际行动中，这 4 个阶段是彼此交叉的。

对阿尔茨海默病的早期反应

早期阶段：担忧。从 40 岁出头起，我就一直害怕患上阿尔茨海默病。小时候，母亲没时间的话，她的两个姐妹就会代她照顾我。后来这两个阿姨都患上了阿尔茨海默病，并最终死于这个疾病。我的心都碎了。阿尔茨海默病对我父亲来说也不陌生，

我的一位姑姑和一位叔叔都死于这种疾病。

在职业生涯的早期，我是一名注册护士和护理学教授，专业方向是老年学。我曾经在疗养院和家庭环境中照顾过阿尔茨海默病患者，亲眼看到的情况就是，照顾患者需要时间和精力，而这两方面患者的家人和专业护理人员通常都做得不够。这对于阿尔茨海默病患者和其家人来说都是个难题。

早期阶段：缺乏认识。我个人"没有意识到"阿尔茨海默病于 20 多年前就已经潜伏在我体内了，那时我患上了严重的抑郁症。当时，我将其归因于更年期，以及跨州进入一所新大学，接受了新的、有压力的、有挑战性的职位。我也把抑郁症归因于思念家人。医生开了一种抗抑郁的药物，至少缓解了我的症状。2000 年，我那时不可能知道的是，抑郁症是 Ⅲ 型阿尔茨海默病的常见早期症状。在接下来的 20 多年里，我间歇性地经历了抑郁症急性发作，一般出现在换地方或身体受伤之后。我意识到在这段时间里我很难清晰地思考，但是那时我认为认知功能变化是抑郁症和"正常"衰老造成的。我在教护理学专业的学生老年学课程的时候，还告诉他们一个流行的理论，即导致记忆丧失的一个原因是抑郁症（假性痴呆），一旦抑郁症得到治疗，记忆丧失就会被治愈。

在读了布来得森博士 2016 年发表的关于 Ⅲ 型阿尔茨海默病和吸入性毒素的文章之后，我才意识到住了 5 年的家几乎肯定是导致阿尔茨海默病和抑郁症的原因。我家有一个未经整理的发了霉的地下室，而且离一条繁忙的州际公路非常近，屋里常弥漫着汽车尾气的味道，丈夫和我在下午和晚上的时候，眼睛都会被熏得像被灼伤了一样。

大约有 25% 的人几乎无法抵抗吸入性毒素，如霉菌、化学物质、空气微粒污染。我在做第一次认知功能检查的时候，才知道我的遗传基因属于这 25% 的人群。检查之后我才意识到，在布来得森博士给出的关于 Ⅲ 型阿尔茨海默病的 15 个特征中，我占了 12 个。在对吸入性毒素这个根本原因进行治疗后，现在的我已经不再抑郁了，许多血液指标都已经恢复正常。然而，Ⅲ 型阿尔茨海默病是很难治疗的。我已经接受了自己可能对霉菌接触特别敏感的事实，所以需要避开高风险的环境，即使这种环境不会给其他大多数人带来问题。很高兴像我这类在基因上无法抵抗毒素的人，有了有效的治疗方法，能够比我更早、更容易地发现自身的弱点。

早期阶段：拒绝承认。大约在 12 年前，我坐着的时候，手会无法控制地抖动。我曾经在自己工作过的一家养老院监护病房里观察到，阿尔茨海默病患者有同样的手部无意识抖动，我的两个阿姨在患阿尔茨海默病以后也有这样的症状。我意识到这可能是阿尔茨海默病的表现，但是在某种程度上，我拒绝承认这种可能性。有一次我在车里睡着了，开车的是我的同事，他在我醒来之后对我说："你一定弹过钢琴。"当时我心里在想：哦，不！这意味着阿尔茨海默病。我不想得阿尔茨海默病！那一次我意识到自己是在否认患上了阿尔茨海默病。

大约在同一时期，我频繁地用错词，经常给听的人造成混乱。我会解释说患上了与衰老有关的失语症。现在当我累了，或者在完成多步骤工作的同时与人对话的时候，这个问题还是会出现。比如，有一次我为儿子一家准备晚餐的时候说："为了安全，我在说话的时候都不用手机了。"（我想表达的其实是"开车的时候"。）我现在认识到用词混乱是阿尔茨海默病的一个风险指标，我需要继续坚持全方位的改变，以维持自己的认知功能。

我非常感激自己健康的生活方式，它可能已经将阿尔茨海默病的发病时间推迟了够长时间，让我还来得及治疗。在过去的40年里，我一直遵循防癌饮食方式，包括摄入大量果蔬、大量绿叶蔬菜、少量动物脂肪，并且每天喝绿茶。我从一个信誉良好的商家那里购买日常膳食补充剂，目的是延缓衰老和预防阿尔茨海默病。

我经常锻炼身体，每天锻炼 30~60 分钟，每周至少锻炼 5 天。我在 50 多岁的时候，在阿巴拉契亚国家步道上背包步行了 1 741 英里。

我表现出症状的年龄比我上一代亲戚更早。发病年龄早是 III 型阿尔茨海默病的典型特征。我坚信健康饮食和体育锻炼有助于延缓阿尔茨海默病的发病。这为我赢得了宝贵的时间，能够等到救命的机会。

阿尔茨海默病的中期反应

中间阶段：认识。5 年前，我在一个月内两次忘记去送我的孙女们上学。我再也不能把记忆力减退归因于正常年龄变化了。

在蒙特利尔认知评估量表的测试中，我第一次测出来的分数是24.5（满分是30），反映出我患有轻度认知功能障碍。也正是在这个时候，PET扫描显示我的大脑中有β–淀粉样斑块，我被诊断患有阿尔茨海默病。

我不知道该怎么办，因为当时没有治疗阿尔茨海默病的方法。当时，有了β–淀粉样斑块的人，被认为在10~15年内可能会患上阿尔茨海默病。但是，我不想像亲人那样慢慢地被这个病拖垮。

我自己在想，如果得了阿尔茨海默病，我就活不下去了，但是也不能选择自杀。我考虑过自杀，但是我看到过我的亲戚和朋友为此付出的代价。我不愿意让家人承受那样的痛苦。家人们向我保证，如果我真的得了阿尔茨海默病，他们会照顾我的。虽然我很珍惜他们的安慰，但是仍然感到绝望。

与此同时，认知功能障碍导致许多日常工作做起来很困难，包括用电脑工作、购物和烹饪。我记不住名字，并且说话的中途会突然想不起要说的话题，这种情况出现过好几次了，让我很尴尬。得病之后，和孙女们一起做姜饼人也变得很艰难，尽管我以前和两个年龄大一点的孙女做过好几次了。我内心很清楚，这就是认知问题，只是这种明白是一种痛苦。

中期阶段：逆转。作为一名研究人员，我很积极地寻求防治认知功能衰退的研究。6年前，我参加了一项全美性的阿尔茨海默病药物实验研究，该药物的目标功效是清除淀粉样斑块。然而，每个月注射一次实验药物之后，我的认知功能并没有得到改善，而且在注射之后的三到五天时间里感觉更加困惑、更加焦虑。在8个月的治疗过程中，我意识到自己的认知功能并没有得到维持或改善，而是变得越来越差了。

5年前，我丈夫在一个节目上听到了布来得森博士的讲话，之后我联系了布来得森医生，并开始执行他的 ReCODE 方案。一开始，我被这个方案中各种不同的要求弄得不知所措。我决定一步一步来，并且花时间观察每一步之后的生理反应。我开始做出以下的改变。

睡眠：我逐渐增加了睡眠时间，从每晚大约6小时增加到7~8小时。我采取如下措施后，睡眠得到了持续的改善：

（1）睡觉前调暗卧室的灯光；
（2）睡前两小时避免使用手机、平板电脑等电子产品；
（3）白天进行冥想；
（4）白天做肌肉拉伸运动；
（5）睡前两小时避免进行政治话题这类复杂的讨论。

包括褪黑素在内的几种保健品也能改善我的睡眠质量和时间。

饮食：我本来是不吃有机食品的，因为太贵了。开始尝试 ReCODE 治疗方案后，我只购买有机食品。我用了整整一年的时间才完全做到这一点，考虑到价格，我必须减少购买许多我喜欢的食物，特别是我常吃的零食甜椒。现在，我早上会先喝一杯自己用柠檬汁调制的饮料。外出的时候我会随身携带各种坚果。有机海藻也是一种营养丰富的零食，我通常会在车里放一包。

最近，我更加关注摄入益生元、益生菌和含有抗性淀粉的食物，每天保证吃到其中的两种。

冥想和锻炼：两者都能使认知功能迅速提高，而且很容易观察到。而改变饮食的效果很缓慢，坚持了 6 个月我才观察到一些改善。不过进步是确定无疑的，我的思考能力有了显著提高。

生酮：实施生酮饮食的过程中我经历了很多挫折。经过 6 个月的尝试，我失败了。我发现失败的原因是服用了两种膳食补充剂，其中一种用于肠黏膜通透性，另一种用于 III 型阿尔茨海默病。这两种膳食补充剂都含有糖。在调整为服用其他膳食补充剂之后，我就能够进入生酮状态了。我现在大部分时间体内都有轻微的酮体生成。在没进入生酮状态的日子里，我观察到自己的认知功能通常会在 24 小时内衰退。就好像大脑与胃的战斗，大多数时候都是我的大脑获胜，除非我累了，胃才会赢。胃赢了之后，我要遭受的恶果就是思考能力的衰退。生酮饮食还有意想不到的好处——我没怎么费劲就瘦了约 4.5 千克。而且，不需要总是饿着，这一点让我非常快活。

阿尔茨海默病当前阶段的反应

现今，阿尔茨海默病带给我的负面情绪已经消失，产生了许多积极的感受，包括体谅、感激和希望，还有帮助他人的愿望。蒙特利尔认知评估测试得分现在已经提高到 30 分的满分。对未来我充满了希望，希望能够延缓甚至阻止阿尔茨海默病的发展。我的生活每天都充满了欢乐。在逐渐康复的过程中，我可以更清晰地去思考，并且能够按照我的愿望去帮助其他人。以前由于思维受损，我逐渐变得专注于自我，因为即便是一件小事，我要做到也很困难。像烹饪这类日常活动，就耗尽了我全部的精力和时间，带来一种挫败感。

当前阶段：逆转。布来得森博士指出：Ⅲ型阿尔茨海默病比Ⅰ型或Ⅱ型更难治疗，他是对的。Ⅲ型阿尔茨海默病的治疗很困难，因为我属于非常罕见的毒素高敏感 HLA 单倍型（免疫系统基因）人群，接触到吸入性毒素后很难将其排出去。我只要处于有霉菌的室内环境中，就会出现慢性炎症反应综合征的症状。我的症状包括脑雾、关节痛、眩晕、呼吸困难，以及抑郁，甚至焦虑。

持续逆转和预防这些症状需要非常细心和强大的自制力。为了避免出现这些症状，我经常待在家中，尽量不去别的封闭环境。我喜欢待在户外呼吸新鲜空气。

在实行 ReCODE 治疗方案的过程中，我错过了许多以前一直喜欢的社交活动，包括去教堂礼拜、集体普拉提训练、在餐馆吃饭，最难过的是不能走亲访友。我经常对治疗Ⅲ型阿尔茨海默病的复杂性感到沮丧或不知所措。但是我深知这样做给大脑功能带来的好处远远大于我的付出。我可以叫出别人的名字，可以聊天，在游泳、划船或散步之前，能记住需要做些什么准备。要知道，在实施 ReCODE 方案之前，做一些最简单的决定，比如穿什么或者带什么，我都觉得很困难。

在第四年，为了提高进入其他室内环境的适应能力，避免因此产生的消极生理和心理反应，我开始进行"动态神经再训练"（以下简称 DNRS）。DNRS 是一个天然的无须摄入药物的基于神经可塑性原理的方案，布来得森博士在 2020 年出版的书中对此进行了讨论。我取得了显著的进步，在多种室内环境中待过，包括孙女家、教堂、普拉提训练室和朋友家。后来，疫情暴发，我不再间歇性地去其他室内环境锻炼。等疫情结束之后，我期待继续接触更多其他的室内环境。

在第五年里，我继续坚持每天一小时的 DNRS 训练，目的是提醒我的边缘系统保持冷静。首先，非常详细地可视化过去积极的经历。然后，将过去经历中的积极感受和想法投射到想象中的未来，尽可能生动地想象未来的经历。这些包含了过去和未来的积极记忆与想法，让我的大脑和身体中充斥着正面激素，其中包括多巴胺、催产素、血清素和内啡肽。这些激素已经被证明能促进脑细胞的神经可塑性、愈合和生长。但更重要的是，这些可视化的回忆与想象让我感受到了希望，鼓舞着我的梦想，一个不存在阿尔茨海默病的未来。与此形成对比的是，当大脑专注于对阿尔茨海默病或消极想法的恐惧时，皮质醇、肾上腺素和去甲肾上腺素等负面激素会对脑细胞产生消极的影响。

我必须做出一些调整，以保住逆转的成果。

丈夫和我都在为治疗Ⅲ型阿尔茨海默病的相关费用而挣扎。对于哪些项目我们能负担得起，哪些负担不起，需要我们艰难地做出决定。然而，我们不会忘记，目前的花费远低于阿尔茨海默病患者在疗养院中的高额护理费用。

在实行 ReCODE 治疗方案的第一年，每天早上冥想 30 分钟是我的生活方式的第一步改变。坚持一个月后，我感受到了更多的平静和喜悦，认知状态也更好了。

而今已是第五年了，我依然保持每天冥想，独自一人阅读《圣经》或听音乐。丈夫每天都会对我表示关爱，我们都非常享受其中的乐趣。但是，每天冥想的习惯很难保持。要是一整天都有事，我就会想今天没有 30 分钟的冥想时间了。缩短冥想时间几天后，我会发现自己的情绪变得很拖沓；而在重新调整注意力花时间冥想后，我会再次精神焕发。我想，其实每个人都会做一些短期感觉良好，但从长远来看对自己并非有好处的行动。这逐渐使我认识到，要想成功逆转认知功能衰退，需要有一个长期坚持的决心，这会影响到许多短期的决定和行为。

布来得森博士上一本书出版之后，我读到了他对正念的建议，即每时每刻都完全活在当下。现在我正在学习更加关注当下，接受事物的本来面目，以观察者的心态看待事物。这些个人的改变让我体会到了快乐。正念和我特别喜爱的一段《圣经》经文有相似之处："所以，不要为明天忧虑，因为明天自有明天的忧虑；一天的难处用一天当就够了。"

5 年前，因为我的过错我差点造成两起车祸，靠对方司机的避让，才没有发生事故。我开始在手机上利用专业脑力训练应用程序锻炼脑力。和冥想一样，进行大脑训练的时间很容易被其他需要做的事情占用。使用检查表来跟踪每天的大脑训练有助于我自己坚持下去。

布来得森博士建议每天至少锻炼30分钟，每周至少锻炼5天。我本来的锻炼习惯就是这样，所以在第一年的治疗过程中，我增加了锻炼的时间和强度，立刻看到了认知功能提高的效果。

我在人行道上步行锻炼时膝盖会吃不消，所有就在树林中较软的地面上步行锻炼。我也喜欢游泳，划皮划艇，练习普拉提和瑜伽。我有过7次不同程度的骨损伤，做了三次手术。我的例子被骨科医生用来说明，即使一个人受了重伤，仍然能够继续活动。我也同样注意到，锻炼越多，认知功能越好。

现在我整体感觉阿尔茨海默病是有希望治愈的。希望我的认知功能可以持续改善，希望我将来不是死于阿尔茨海默病。我并不怕死，但是我仍然选择严格坚持认知、运动、饮食等方面的全方位改变，以避免阿尔茨海默病带来的漫长的折磨。现在，早上醒来的时候，我感受到的是快乐，而不是沮丧和焦虑。我珍惜与丈夫、家人和朋友在一起的时光。"我对阿尔茨海默病的许多负面情绪都消失了。我是一个活生生的证据，证明了混乱的思维能够被逆转。

当前阶段：持续改善。为了充分有效地做出改变，我用了几个技巧，包括设置提醒和上网搜索。在浴室镜子或厨房台面上贴便利贴，在手机上设置闹钟，在日历上贴还款账单，还使用了一个具有提醒功能的手机应用程序，这些技巧都有助于养成新的习惯。上网搜索可以帮助我理解我做的事情的重要性，并且让我知道自己应该观察什么。

我做了关于Ⅲ型阿尔茨海默病症状和治疗过程的电子笔记，

重生之路：阿尔茨海默病的预防与逆转

这份笔记对于保持和改进治疗方法至关重要。根据布来得森博士的建议，我遵循里奇·休梅克博士的十二步方案，将生物毒素从体内清除，减轻了吸入性过敏症状。4年前，我开始实施休梅克博士的方案，包括服用消胆胺。在坚持 ReCODE 方案的第三年，我走到了治疗方案的最后一步，服用血管活性肠肽。我用了两年零四个月的时间才完成"休梅克方案"的十二个步骤，我相信比大多数患者所用的时间要长好几倍，尽管我没有可靠的数据来比较。在最近的一年半里，我不再有抑郁、焦虑、关节疼痛、脑雾、头晕和胸闷的症状。

我制作了多种绿色果汁，以此来增加绿叶蔬菜的摄入量。其中包括有机菠菜和羽衣甘蓝等健康蔬菜，以及肉桂、香草、少量蓝莓、大米和豌豆蛋白粉，还加入了草本植物，如芫荽和薄荷。我把每种果汁都装在尺寸统一的带盖容器里保鲜，这样就可以每天喝一杯，以补充大量的绿叶蔬菜和其他健康的营养素。

我还有其他一些优化方法。

多种多样的膳食补充剂是 ReCODE 治疗方案的一部分，最初让我感到难以承受。我决定一开始每日补充一种。我用了大约两个星期的时间，研究可能出现的副作用，发现除了有两种膳食补充剂不能吃，方案中其他的补充剂我都可以服用。姜黄素的正常剂量是一次1克、每日两次，在我改为每天服用一次后，其导致瘀伤的副作用就没了。服用为治疗Ⅲ型阿尔茨海默病的脂质体谷胱甘肽让我出现了恶心的症状。一开始，我减少了谷胱甘肽的用量，一年内，我慢慢地顺利地加到了正常剂量，把谷胱甘肽和姜粉放在一起喝。

服用膳食补充剂的效果是不断累积的。因为要做手术，所以我不得不停止服用两周时间，那个时候还不知道需要逐渐减量，而我是立即停止服用所有膳食补充剂。随后我的认知功能明显衰退了。手术后，我又恢复服用膳食补充剂，花了将近一年的时间才达到停止服用之前的认知状态。由此，我更加相信膳食补充剂的效果了。

手术导致我认知功能衰退的另一个原因是全身麻醉。对于像我这样有轻度认知功能障碍的人来说，麻醉可能会对认知功能产生负面影响。因此，一年前做手术的时候，医生在我的要求下进行了蛛网膜下腔阻滞麻醉，而不是全身麻醉，在手术后我没有感受到任何认知功能方面的受损。

我每天会使用不同的策略来应对消极想法的挑战。其中包括专注于祈祷的冥想、社会支持、保持幽默和锻炼。消极的想法很容易侵入意识。它们到来的时候，我会用积极的想法来替代。我还发现幽默在应对这些压力方面非常有效。我会讲几个笑话，然后让别人说出他们最喜欢哪个。刻意选择的乐观态度有助于抵抗消极情绪。若是无意中接触到了吸入性毒素，我会专心考虑什么方法有效，而不是去想什么不起作用。

阿尔茨海默病未来阶段的反应

未来阶段：梦想。我已经意识到，我做的可能只是在很大程度上延缓了阿尔茨海默病的发展，而不能在这一生中完全避开它。但是对于我来说，现在最有意义的策略是梦想着有一个美好的未来。

当偶尔想到 15 年后自己的大脑会怎样时，我就会对阿尔茨海默病感到深深的恐惧和担忧。作为一名护理学老师，职业生涯早期的经历更加深了这种恐惧。当这些消极想法出现的时候，我就提醒自己，要继续坚持健康的生活。提高死亡风险的正是这种消极的想法，而不是阿尔茨海默病。

我的梦想是，无论将来到了哪个年龄或者自己的寿命有多长，通过坚持实施 ReCODE 治疗方案，可以不再患上阿尔茨海默病。这个梦想仍然有点不太现实，但是我坚信，活在这个梦想之中，并且去实践，就有可能实现它。我能够想象出一个没有阿尔茨海默病的未来。思想走向哪里，大脑、思维和肉体就会跟着走向哪里。我对神经的可塑性很感兴趣。我想要有一个健康的大脑，让我能够清晰地思考和记忆。

未来阶段：期待。本书第一部分的标题"丧钟不再为你而鸣"对我来说有着特殊的意义。1953 年朝鲜战争期间，我 5 岁，我父亲驾驶的飞机在从航空母舰上起飞时坠毁。悲哀的是，他的尸体一直都没能找到。约翰·多恩的诗《丧钟为谁而鸣》是他悼念仪式的一部分。我希望我自己打败阿尔茨海默病的经历能够帮助到其他人，可以改善他们的生活并给他们带来希望。

现在，我可以预测未来的 15 年了。就像一位 86 岁的朋友不久之前还能主持 Zoom（一款在线会议手机软件）上的云聚会一样，现在我很活跃，头脑清晰，对未来充满希望，享受在聚会中被亲友环绕的乐趣。一想到自己将来在耄耋之年依然岁月静好并且能够自得其乐，我的心情就很愉悦。我现在期待着一个未来，一个没有阿尔茨海默病的未来。我能够看到父亲在天堂微笑，而我也在微笑！

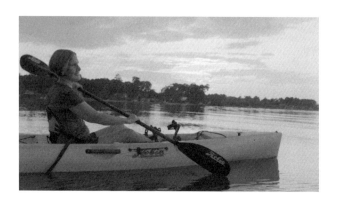

评论：

在过去的几年里，我逐渐意识到，我们为认知功能衰退的人制定的 ReCODE 治疗方案实际上更像是外科手术。莎莉的经历就表明了这一点。换句话说，与其用处方药物来对付疾病，还不如确定各种致病因素，然后针对性地逐个去除，这样的做法更像是在做外科手术，而不是药物治疗。莎莉和其他许多人的治疗结果表明，这种精准医学方法产生的效果，是简单的开处方药这种治疗方式从未达到过的。

莎莉的临床诊治过程说明了另一个潜在的重点：她的

PET 扫描显示出有淀粉样蛋白，这一点是支持阿尔茨海默病这个诊断的，但是她在接受以去除淀粉样蛋白为目标的药物治疗的过程中，未能改善甚至稳定病情，而是出现了明显的恶化。我们已经在一些患者身上观察到了这种现象，明显的恶化与注射抗淀粉样蛋白药物有关。由于 β - 淀粉样蛋白具有抗菌作用，发生这种情况不难理解，并且这再一次表明，在进行抗淀粉样蛋白治疗之前，先清除致病因素可能才是最有意义的。

第 6 章

弗兰克的故事：老年时光

不可胜在己，可胜在敌。

——孙子

去年二月，我和妻子去到一家诊所，为了保险报销，我们想把一些账单翻译成英语。诊所助理问我是否记得最近两次的就诊日期。我想了一会儿，毫不犹豫地说："12 月 26 日和 1 月 15 日。"

没什么大不了的，对吧？但对于一个 9 年前被诊断为阿尔茨海默病初期的人来说，这其实是个巨大的挑战。

发现得病那个时候，如果记得在出门前拉上裤子拉链、系好皮带，对我来说就是完成了一件大事。每天找钥匙和手机要花 20 分钟，甚至有一天早上，我在冰箱里发现了我的手机。

6 年前，因为确信自己很快会需要更多的护理，而这种护理我的妻子无力一人承担，我们也负担不起额外的护理费用，所以我们搬去了墨西哥。

我想妻子早在我愿意承认之前就怀疑我患有痴呆了。她看到了我对曾经成功的生意和我们家庭财务状况造成的破坏。最终，压倒性的证据使我确信自己患上了阿尔茨海默病，但即使这样我还是没有寻求医疗帮助。

我之所以不去就诊，有几个原因。那时是 2011 年，几年后布来得森博士的第一项研究成果才向全世界公布。当时，几乎所有人都认为阿尔茨海默病是致命的，并且无法治愈。我那时甚至不知道这个词应该怎么拼写。

这种想法使我在很长一段时间内没有去寻求任何帮助。我的办法是试图隐瞒每天犯的这些错误，希望没有被人注意到。

那时还发生了另外一件事情，具体细节我记不太清楚了，只记得为了完成公司的项目我会自己先垫钱，想在项目完成后再拿回来。但是在完成以后，我又会忘记自己垫了钱。这样就造成了一种公司经营状况很不错的错觉。

我一直在一位专长是治疗抑郁症的精神病医生那里就诊。当我最终告诉他，我认为自己患有阿尔茨海默病时，他说我太年轻了，不大可能。当时我不知道痴呆有很多种，而且阿尔茨海默病也分为多个阶段。这位医生认为我的问题仍然是严重的抑郁症，并且相应地调整了药物。我的抑郁症得到了很大的改善，但是记忆力继续在衰退。

做了一些标准的认知测试后，他终于认同了我可能有轻微的认知功能障碍。我一定是把他逼疯了。我不停地念叨，"我生活中的这些事情太残酷了"。

他可能是对的。我经常想知道自己为什么没有立即搜索"失忆"这个关键词，也许那样做就能发现一些问题了。我想那时只是不相信可以找到有效的办法。

终于，在2012年，我被诊断患有早发型阿尔茨海默病。我一直在记录自己每一天做的奇怪事情。我打算写一本名为"陷入痴呆"的书，尽可能长时间地记录这一切。

搬到墨西哥以后，我确信自己迟早会变成妻子的累赘，必须执行几个月之前我拿到的"最终解决方案"。

我们在墨西哥生活了不到一年的时间，有一次非常幸运地无意中听到了关于布来得森博士的一段谈话。他刚刚公布了对前十名受试者的研究结果。我浏览了相关研究，惊讶地发现一些受试者的经历和我的完全相同。不知怎么地，我意识到需要去见见这个男人。我也开始尝试案例中那些人做过的事情。

后来的几个月里，我给他发了很多电子邮件，最后终于和他通了电话。他的秘书说，很幸运他能抽出时间来接我的电话。那是一个星期五的下午，我们在电话里谈了25分钟。我讲了自己的经历，讲了自己正在写一本书以记录发生在我身上的事情。我要求一次面对面的线下测试，还告诉他，在尝试了他的方案之后，看到自己有一些改善。

实际见面时，大部分都是他在讲，问我问题，好像比我自己的医生更关心我的病情。他邀请我去他在马林县的实验室，在那里将正式介绍如何逆转认知功能衰退，并说那里有个人我应该见一见。

那时我仍然病得很严重，想到自己一个人去加州就感觉很可怕。后来证明这是我做过的最正确的事情。在实验室听完他的介绍之后，我们又聊了大约半个小时，他用我能理解的简单术语解释了如何治疗，并回答了我所有的问题。这是我新生活的开始。在那里我遇到了一个和我症状完全相同的女人，她已经完全康复了。她反应很灵敏，让我也产生了期待。我离开加州时，保证尽我所能来改变生活方式。我拿到了几年前丢失的东西：希望。

我感觉渐渐地找回了自己，但是在接受治疗的第二年，病情复发了。离开家去美墨边境做生意的时候，我一直在吃垃圾食品——甘草糖、麦当劳、花生酱、大肉桂卷和奶昔，三天内体重增加了约 2.3 千克。

体重增加就已经够糟糕的了，更糟的是我又开始吃垃圾食品了，甚至不知不觉地停掉了膳食补充剂和锻炼。没过多长时间我就无法进行思考，并且再一次感觉到了恐惧。

我咨询相关专业人士，他说病情复发并不少见，更重要的是，大多数复发的人也可以重新恢复认知功能。

再一次开始治疗更困难，需要的时间更长，但是最终我又恢复了。我已经痊愈了吗？我认为这个疾病就像那些酗酒的人清醒时一样，只要不喝酒，生活就和其他人一样，如果又开始酗酒，就会回到痛苦当中。这就是我对阿尔茨海默病的感觉。

如果你想弄明白自己能否做到，我会肯定地说你能做到。你的爱人能做到吗？有你的帮助，她就有很大的机会成功。首先要完成认知测试，以便了解需要解决的问题。然后从你觉得最容易做到的地方开始。对我来说，改变饮食是最困难的——我从来没有觉得自己这么喜欢糖和面包。即便就住在加勒比海地区，我也很少吃沙拉或鱼。我一直在学习更多关于阿尔茨海默病的知识，并在日常计划中添加了一些项目。如果没有妻子的帮助，我是不可能做到的。一开始的时候，她每天都提醒我服用膳食补充剂。

过去的 4 年多，大部分的时间我都能够清晰地思考。现在我意识到，认知功能出现问题的时间比我最初以为的要早很多。在我 50 多岁的时候，一些偶发事件会出现，只是被我选择性地忽略了，或者归咎于压力太大。

请不要像我这样，不要拖延寻求帮助的时间。越早解决问题，生活就越好。即使还没有发生认知问题，也可以开始过一种更健康的生活，而不要去走我走过的弯路。

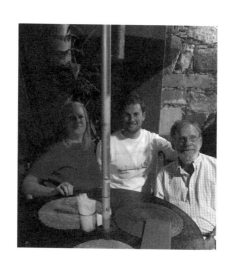

　　　　　　　　重生之路：阿尔茨海默病的预防与逆转

评论：

弗兰克的故事说明了最重要的一点，这一点也得到了许多其他患者的认同：针对导致认知功能衰退的实际病因治疗，而不是试图绕过病因单独使用一种药物来治疗，这样得到的改善才是可持续的。这些改善能维持多长时间呢？目前我们知道的至少是 9 年。9 年前，第一批患者开始实施这个方案，但由于构成神经化学的基础理论已经得到了纠正，我们完全有理由相信这些改善将持续几十年。我们能不能制订一个全球计划，让每个人到 90 岁或者 100 岁都能避免患上痴呆、保持思维敏捷呢？这就是我们的目标。

第7章

朱莉的故事：祝大家好运

你的好运取决于你行动的意愿。

——芭芭拉·谢尔（美国生涯规划教练）

对于 50 岁生日这个时间点，我没有计划去庆祝，而是在面对自己的死亡。几年来，我一直在经历一系列反常的、令人感到虚弱的、看起来毫无关联的医学症状。我的医生无法解释这些症状。我想，做个基因测试可能会得到一些有用的线索。我向直接面向消费者的基因检测服务机构 23andMe 购买了一套试剂盒。一收到试剂盒，我就在试管里吐入唾液，邮寄样品回去，等待检测结果。几周后，我收到了关于检测结果的电子邮件。在我未经专业训练的眼里，那个检测结果没什么意外，这让我松了口气。

检测的最后一个项目，是要求我在一系列选项中勾选并且观看一个视频。该项目检测的是一个与阿尔茨海默病相关的基因。我对阿尔茨海默病基本不了解，当时也没有发现任何家族病史。我把视频快进，跳到选择界面，回答了所有问题，然后打开结果。结果不好，事实上，是非常糟糕。从结果中了解到，我是两条染色体都携带载脂蛋白 E4 基因的那一小部分人，这类人在对近 700 万美国人的调查中占比不到 2%。我以前从未听说过这种基因，很快就去报名了一个课程，尽己所能地去学习。

关于载脂蛋白 E4 基因纯合子（指携带两个载脂蛋白 E4 基因的人）的统计数据非常可怕，这表明我一生中患上阿尔茨海默病的概率超过了 90%。更糟糕的是，研究人员有的时候会将载脂蛋白 E4 描述为"衰弱"基因。携带者不仅易患阿尔茨海默病和其他痴呆病症，而且易患心脏病，寿命往往也会缩短。我在调查中，偶然发现了一个关于詹姆斯·沃森的逸事，他是 DNA（脱氧核糖核酸）结构的共同发现者。他对自己的基因组进行了测序，但决定不测载脂蛋白 E4 基因，他知道自己可能携带了，他无法忍受这一点。当时学界的共识是，没有任何办法可以降低患病风险。我充分地理解了所学一切的全部含意。

这已经是 8 年多以前的事了。当时我在阿尔茨海默病协会网站上查询信息，看到的是阿尔茨海默病是无法治愈的，也无法治疗，并且是渐进的。患者平均在症状出现后 10 年内死亡。让我最害怕的是，网站上宣称阿尔茨海默病无法预防。大约在同一时期，我的表弟因症状和脑脊液检查结果被诊断为阿尔茨海默病。我以为这种疾病只会影响老年人，表弟比我还小几个月。未来我可能面临的威胁，被他带到了当前的现实中。我真的被吓坏了。

那个时候我正经历一些认知问题，但我一直都把它们归因于阿尔茨海默病以外的事情，比如工作压力、处于围绝经期、忙碌的生活方式等。为了安心，我决定在一个脑力训练网站上做一些认知测试。我在学习方面一直不费力，自认为是个优秀的学生，但是测试结果让我很震惊，我的得分在同年龄组仅仅排在30%左右的位置。

我重复测试了几次，结果都一样。本来是求个安心，最后反而把事情搞砸了，我转而向丈夫布鲁斯求助，他一直是我的依靠。我告诉他我患阿尔茨海默病的遗传风险很高，而且现在做的认知测试分数很低。他并没有安慰我，而是说："对，这能说明很多问题！"我最初的反应是生他的气。他怎么不安慰我，让我放心呢？但其实他也很担心。布鲁斯是国际航空公司的一名飞行员，经常出差，出差一次要一周的时间。每次出差回来，他都要关心一下我认知功能衰退的程度。

我被迫认真地审视自己，意识到自己已经挣扎一段时间了。有几次，我在本地商店里遇到了几位热情跟我打招呼的人，他们与我亲密地聊家里的事。我心里明白，自己应该知道这些人是谁，但是我没想起来。在聊天中我支支吾吾地应付着，设法尽快离开。下班开车回家途中还出过一个小插曲，我走的是常走的路线，但是抬头看家附近的红绿灯时，有那么可怕的几秒钟，不知道自己在哪里。这种感觉偶尔会毫无预兆地出现。这让我非常担心，开始计划自己的路线，甚至是尽量去熟悉的地方。慢慢地，我的活动范围变得越来越小了。

我注意到自己的性格发生了变化。这辈子我都自认机敏、好奇、乐观、勤奋，而现在却很难跟上谈话节奏。我也是一个求知欲很强的读者，而现在却很难记住刚读过的书中人物、情节，甚至句子。消遣性的阅读也不再能让我感到愉悦。以前很简单的事情现在变得困难起来，比如平衡收支、付清账单，或者在餐馆里计算小费。我不明白自己为什么会在这种日常事务中挣扎。丈夫和儿子都觉得我的脾气很暴躁，开始小心翼翼地对待我，尽可能不让我难过。我看到他们在交换眼神，但对此束手无策。

在那之前，我一直认为死亡是一件很遥远的事情。如果真的患上了阿尔茨海默病，我需要正视这个现实。我意识到自己可能会陷入一个痛苦的境地，即"漫长的告别"。巧合的是，我近来读过一本小说《我想念我自己》（*Still Alice*），在这本小说中，一位患上了早发型阿尔茨海默病的女性制订了自杀计划，但是后来她自己把这个计划给忘了，无法执行。我也考虑过自杀，并且计划早一点执行。失去自己的思维内核，让家人承受照顾的重担，这让我无法忍受。自杀至少能让我按照自己的方式有尊严地死去。与此同时，我内心有一个越来越强烈的想法：如果是医生诊断错了呢？我能否做点什么来扭转这个局面？

一种像动物一样的本能，让我想回到那个我长大成人的地方，就在密歇根湖畔。那是一个完美的死亡之地，或者说是战斗之地。我不确定是哪一种。我想靠近我的家族，因为携带了双份基因，我知道家族其他成员也存在很高的患病风险。搬家的时间点也恰到好处，因为我儿子刚好要去上大学了。北乔治亚州山麓留下了我和家人创造的美好生活的回忆，我和丈夫离开那里，搬到了印第安纳州的西北部。我们搬进了一个小型公寓，旁边有一个湖，距离密歇根湖仅仅几个街区。

我记得在找房子的时候发生了一件事情。我们离开了那个美丽的家，离开了我们的朋友，离开了一切熟悉的东西，儿子对此感到困惑和愤怒，不理解为什么要这么做。我把一切都告诉了他。我告诉他我患阿尔茨海默病的遗传风险很高，已经表现出了一些症状，对于自己即将死亡感到恐惧。我那强壮、独立、身高 1 米 86 的大男孩泪流满面。我们相拥而泣。他说："妈妈，我不想你死。"

从那一刻开始，我知道我必须战斗，必须照顾我儿子。我想见到他未来的妻子和孩子。这就是我的动力。我选择活下去。

迷失在医学的迷宫之中

在描述最终让我康复的治疗步骤之前，我想说一下到目前为止我经历的许多看起来不相关的奇怪医学症状。我现在意识到，其中许多病症直接导致了认知功能衰退，还有一些是导致认知功能衰退的潜在病因。

成年以后，我一直断断续续地遭受着低血糖的困扰，这种症状在被诊断为阿尔茨海默病之前的几年时间里急剧恶化，有两次我几乎失去了意识。为了保持血糖稳定，我被迫吃得越来越多。现在回想起来，我肯定有胰岛素抵抗。几乎可以肯定的是，在低血糖出现之前会有高血糖的波动。这一时期，我有生以来第一次体重慢慢地超过了基准线约 9 千克，主要是腹部肥胖，血压也上升到了平均 140/90mmHg。

在这段时间里，盗汗和严重的过敏也让我感觉虚弱，甚至出现了可能危及生命的全身过敏反应。过敏时出现的皮肤瘙痒、蜂窝状皮疹、皮肤发红、打喷嚏、喉咙紧缩感和胸闷，让我喘不过气来，并且同时还有心动过速。过敏专家对我做了大量的测试，结果显示我对什么都不过敏。他怀疑是肥大细胞活化综合征（一种免疫系统功能障碍），后来这一诊断在布里格姆女子医院得到证实，之后我便服用了大剂量的抗组胺类抗过敏药。虽然这种治疗可能挽救了我的生命，但是抗组胺类药物具有抗胆碱能的特性，阻断了学习和记忆所必需的乙酰胆碱作用，因此这类药物与痴呆这类疾病的进展密切相关。

我也经历了不断恶化的血液循环问题。这始于 30 岁出头的时候，也就是儿子出生后不久，我的手脚几乎总是冰冷的，浑身都是小疮。我被诊断患有雷诺综合征，需要服用扩血管类降压药来扩张血管，以改善血液循环。这样做最开始是能缓解症状，但是因为血压降得太低，以至于我总是感觉非常疲惫，无法正常生活，最终我改为每日服用低剂量阿司匹林。但是我的雷诺综合征的症状一直时轻时重，有的时候甚至严重到四肢紫绀（手指和脚趾变青紫色），多次住院治疗。

我还一直有胃肠道功能障碍和膀胱问题。胃肠道症状最早出现在 20 岁出头的时候，那时几乎每顿饭后，我都会有严重的下腹部疼痛和腹泻。有一次，我有了另一种痛感，即上腹部出现非常严重的疼痛，不能吃东西，甚至不能喝水。我被查出肝酶水平非常高，但是对肝炎呈阴性反应。我因疼痛接受了数周的静脉滴注和吗啡治疗，但是从未得到过明确的诊断。

在 40 多岁的时候，上腹部疼痛的症状复发了。医生确定我的胆囊已经失去了功能，并最终切除了它。外科医生在做手术时注意到，我的胆囊被层层粘连包裹着，这表明可能在几十年前我的腹部就发生过胆囊破裂。然而那次手术非但没有缓解我的病情，反而让病情更加严重了——我的胃肠蠕动完全停止，血压骤降；不能吃东西，甚至不能站起来。最后我又回到医院，在使用药物升高血压后被救了出来，使用了大剂量的米拉克斯作为泻药，我后来才知道它的毒性相当大。

20 多岁的时候，我还经历了第一次膀胱感染。当时情况很严重，但没有好的解决办法。尽管膀胱细菌培养出来的结果是阴性的，但我最终还是服用了数年的抗生素，因为膀胱镜检查显示我有膀胱炎症，我的泌尿科医生描述那为"红色天鹅绒"，并且说他从未见过类似的情况。我虽然接受了治疗，但仍然感到有很严重的膀胱疼痛和紧迫感，这种不适持续了很多年。

30 多岁时的一次车祸使得这些多重慢性健康问题变得更加复杂。车祸发生时，我遭受了严重的头痛和颈部扭伤，一度失去知觉，随后慢性头痛持续了超过 10 年。神经科医生让我服用一种抗抑郁药物阿米替林，以缓解我的慢性疼痛。这又是一种抗胆碱能药物，阿尔茨海默病高危人群禁用。

在 40 多岁的时候，我被诊断出有子宫肌瘤，肌瘤体积较大并且已经出现了相关症状。我选择了子宫肌瘤栓塞术，放射科医生将一种小颗粒注入相关肌瘤的动脉，使肿瘤慢慢萎缩。我的肌瘤最终缩小了，但是卵巢也因此血液供应受损，进而导致了更年期的突然到来，这也可能导致认知功能衰退。由于潜在的家族性盆腔脏器脱垂风险——这个疾病最初在我 5 岁做疝气修补术时就可预见，在子宫肌瘤栓塞术 11 年之后我不得不进行子宫切除和骨盆重建手术。

在这些可怕的回忆中，我并不知道自己有基因缺陷，不知不觉地接受了多次全身麻醉，并且服用了许多药物，包括大剂量的抗生素、抗胆碱药和致毒剂量的聚乙二醇，这虽然在短期内缓解了我的特定症状，但是可能会对认知功能造成潜在损害。

尽管如此，我仍然选择继续勇敢地面对外界。我从不认为自己是个"病人"，以至于几乎没有人意识到我有健康问题。在知道自己患阿尔茨海默病的遗传风险很高之后，我会等着家里每个人都睡着了，然后悄悄地上网搜索到凌晨，想要搞清楚我的症状与阿尔茨海默病是否有关。所有的传统文献都没有发现这样的联系。阿尔茨海默病总是被描述为只影响大脑，难道大脑与身体没有关联吗？这种文献对我来说毫无意义。

幸运的是，23andMe 网站上有一个论坛，大家可以聚在一起对各自的基因检测结果进行讨论。从论坛中我终于找到了阿尔茨海默病论坛的链接，就这样再次系上了生命的安全带，感觉"终于找到组织了"。来自世界各地的人也在论坛中学习了解自己基因中携带了哪些高风险遗传信息，以及如何努力应对。我不再感觉孤独。

我在论坛中发现的"载脂蛋白 E4 基因网络社区"不仅能够提供情感方面的重要支持，而且随着讨论，大家也深深地沉浸在科学之中，希望尽可能地了解我们的高危基因，以期找到预防、减轻或延缓阿尔茨海默病发展的策略。我贪婪地阅读能够找到的每一篇新的期刊文章或科学研究报告，经常在手边放一本医学词典，设法理解阅读的内容。随着时间的推移，我们积累了大量与载脂蛋白 E4 基因相关的信息。2013 年，我与一个小团队合作，将我们的讨论转移到自己的网络社区上去，在那里可以更好地将我们做的内容分类管理和编辑目录。不久之后，我们的项目获得了非营利性组织的身份，继续与来自世界各地的研究人员互动，并且分别运行了一个在线社区、脸书的页面和一项维基词条，在那里我们支持和教导载脂蛋白 E4 基因携带者，同时寻找缓解这个基因造成病理影响的答案。

重要的一点是，早在 2012 年，对于载脂蛋白 E4 基因携带者应该采取什么策略来保护自己，虽然医学界没有达成共识，但是有一项策略例外：医学界强烈推荐采用极端的低脂饮食策略预防心脏病，并且默认这也可以预防阿尔茨海默病。那个时候，阿尔茨海默病的正统科学理论是淀粉样蛋白假说，该假说认为这个疾病是大脑中蛋白质淀粉样变性后堆积引起的。当时的研究人员认为高胆固醇会加重心血管疾病和阿尔茨海默病患者大脑中的 β – 淀粉样斑块。然而，之后又出现了另一种假说，认为阿尔茨海默病就是"3 型糖尿病"，因为糖尿病前期和糖尿病患者似乎有更高的阿尔茨海默病患病风险。

我们的团队成员被平均而且激烈地分成了两派，倾向于淀粉样蛋白假说的人就经常吃低脂、高碳水化合物食物，而倾向于"3 型糖尿病"这种替代假说的人则吃高脂肪、低碳水化合物食物。不知道哪种理论会占上风，我们简直就是现代版煤矿里的金丝雀[①]，用生命在赌博。

我寻求神经科医生的帮助，并且找到了所在地区最受尊敬的一位医生，向他讲述了我的高遗传风险和所经历的症状，然后询问怎样做才能防止病情恶化，或者更好地扭转疾病进程。他的回答是："祝你好运。"没有做认知测试，没有做脑部扫描成像。他对我提出的生活方式改变和饮食调整策略不屑一顾。这让我非常震惊。后来了解到，我们网站的许多成员都有过类似的经历。其中一位成员说，他的神经科医生实际上说的是："回家等着它发展吧。"

---

① 煤矿里的金丝雀这个典故来自 17 世纪，那时的英国矿工发现金丝雀对瓦斯特别敏感，只要空气中含有微量瓦斯，金丝雀就会停止歌唱，因此工人们下矿井会带一只金丝雀，用于瓦斯检测，从而避免中毒身亡。——译者注

寻找康复之路

大约在这个时候，我发现了一个由大卫·帕尔穆特博士做的讲座。讲座标题是"阿尔茨海默病能够预防"，这立即引起了我的注意，我反复听这个讲座，同时做了大量的笔记，特别是他的补充建议。这位博士是佛罗里达州那不勒斯的一名神经科执业医师。我决定去拜访他，但是约见需要等上几个月。

在等待期间，我在自己的康复旅程上顺利地前行。我先从锻炼着手，将锻炼视为"自己的时光"，每天一小时或更长时间的锻炼被看成是我活下去的机会，而不是以训练营式的强迫来勉强自己锻炼。同时听听音乐，冥想音乐或者其他让我快乐的音乐。我经常听着滚石乐队和尼尔·杨为我唱着的小夜曲，沿着湖岸大道行走，欣赏密歇根湖的美丽和壮观。偶尔我会回到童年生活过的街区，往返路程大约7英里。虽然我是准备回到家乡去死的，但是在这里找到了活下去的力量。

我改变了饮食习惯，从减少摄入各种糖开始，尽量少吃加工食品和精制食品。当了解到关于 $\Omega-3$ 脂肪酸和 $\Omega-6$ 脂肪酸的知识后，增加了 $\Omega-3$ 脂肪酸的摄入量，尽可能平衡两者的摄入。我开始在饮食中添加一些发酵食品，然后决定尝试一些有针对性的膳食补充剂。第一种是姜黄素。仅仅一两天时间，我就开始感到情绪的改善和放松，多年以来一直存在于身体各处的疼痛明显减轻。于是，我有了更多的干劲，开始添加其他膳食补充剂，如乙酰左旋肉碱、$\alpha-$硫辛酸和 N-乙酰半胱氨酸等，还

重生之路：阿尔茨海默病的预防与逆转

有鱼油和维生素 D。

在认识到高危基因对重金属和毒素的排除能力很差后，我把防晒霜和止汗剂都换为不含铝的产品，并且将许多含有毒化学物质的洗漱用品和化妆品都更换成相应的替代品。我停止使用指甲油，改为在甲上皮以及手指甲和脚指甲上使用椰子油。我注意到，漱口水除了能杀死有害细菌，还能杀死有益细菌，然后就不再使用漱口水了。我还开始冥想，发现自己内心那自由的思绪太不可思议，产生了一种超越冥想的平静感。

当我去佛罗里达州见帕尔穆特博士的时候，我的认知状态已经有了很大的改善。这次期待已久的会面是丈夫陪我一起去的。和我在本地的神经科医生那里的经历完全不同。帕尔穆特博士给我做了认知功能测试，还做了一些血液检查，并且看了我带来的以前做的 MRI 扫描结果。他非常支持我采用的无谷物、低碳水化合物的饮食方式，主要吃干净的天然食品，还根据血液检查结果给我推荐了一些额外的膳食补充剂。我知道旧石器时代饮食①中脂肪含量很高，这让我当时感到不安。通过试验两种不同的饮食方式，我们的团队成员发现我们这类人对膳食脂肪，特别是饱和脂肪有过度反应。我花了一段时间才完全准备好，将博士建议的这一方面纳入自己的生活方式。

---

① 旧石器时代饮食是由美国健康学家洛伦·科丹教授提出的一种健康生活方式。他认为现代人应该像穴居人那样吃东西、运动，才能保持身体健康。主要提倡人们多吃应季水果、瘦肉和蔬菜，不吃或少吃精加工食品，如糖、面包、奶制品等。——译者注

尽管如此，此次会面之后，我和丈夫都受到了很大的启发，决心要从根本上改变我们的饮食习惯。回到家之后，我们就开始无情地清理家里那个储备充足的厨房。最后除了一堆快要过期的香料和一些蔬菜，几乎什么也没留下。我需要快速找到新的食物来源，否则就会挨饿！因此，学会如何在我住的小镇上找到"干净"的食材便成了一个挑战。我对小镇食品店有限的有机农产品供应感到震惊。我很快就知道了各家商店的具体进货日期，于是四处采购小镇的有机蔬菜，包括五颜六色的十字花科和其他新鲜的草本蔬菜。

　　我努力地寻找含有干净的动物蛋白的食材。我所学到的一切都表明，来自集中饲养场的动物，其动物蛋白并不理想，甚至对人的健康有害。为了增加利润，集中饲养场是在非常拥挤的环境和紧张的生活条件下饲养动物的，这会导致它们生病并且使用抗生素。事实上，大多数养殖场都会预防性地使用抗生素，给动物喂食非天然的谷物饲料，并且在其中添加生长激素，以促进喂养的动物快速成熟和体重增加。吃这类动物的肉，抗生素和生长激素的作用会传递给人体，动物所吃的谷物的炎症作用也会影响人体健康。在我住的小镇上，要找到百分之百的野生海鲜、放牧牛肉、散养禽类并不容易，但是我最终发现了一群志同道合的人在尝试与我同样的饮食方式。当我了解到各种合作社、农贸市场和直营农场的地址之后，我和丈夫收拾好冰箱，开始收集季节性的本地有机农产品、散养母鸡产的新鲜鸡蛋、百分之百草料喂养的肉类食材。我们了解到，在大约一个小时车程的地方有家商场，定期会储备捕获的速冻野生海鲜。

我依然要处理偶尔发作的低血糖症。我想，如果身体能量供应不足，那么大脑很有可能也会缺少能量供给。我一直在阅读关于使用酮来克服低血糖的资料，并决定拿自己做试验。用尿酮试纸测试还是很方便的，我开始积极努力让自己达到酮症状态。延长每天的禁食时间，进行更长时间的锻炼，增加饮食中脂肪的比例，所有这些努力最终使尿酮试纸变成了可爱的粉红色，这表明我已经进入了酮症状态。慢慢地，我完全解决了低血糖症问题，我的认知功能也出现了很大的好转。

上述方法都被我运用了之后，长期而复杂的生理问题逐步开始消失。我不再忘记认识的人，再次对驾驶有了自信，而且又开始看书了。事实上，我不再读以前喜欢的小说，转而阅读科学和医学杂志上的文章。我开始热衷于学习关于载脂蛋白 E4 基因的一切：它是如何导致疾病的，以及应该如何干预。

就在 2014 年 9 月，我读到了布来得森博士的论文《认知功能衰退的逆转》。这篇令人震惊的文章描述了 10 个参与研究的人中，有 9 人获得了好转，并且详细阐述了这一成功背后的科学理论。报告概述了这些患者用来逆转认知功能衰退的具体方案。我很清楚，以前没有其他阿尔茨海默病的研究人员做出过如此鲁莽的声明。阅读案例研究的时候，我的心跳开始加快。这些人的治疗方法与我在过去几年中一直使用的方法非常相似，我就是用这种方法从认知功能衰退中恢复过来的。喜悦的泪水从我脸上滑落。

我决定通过电子邮件联系布来得森博士。很惊讶的是，他回信了，而且约定打电话交流。

布来得森博士主动提出查看我的生物标志物，并且提出了一些建议。他建议我尝试一些草本补充剂，比如南非醉茄，以帮助应对压力和改善睡眠。因为那时我的雌激素水平很低，他还建议通过生物同质性激素来提高雌激素水平。这两种改变都有着积极的影响。

2015 年 5 月，网络社区成员在旧金山举行了第一次会面，活动首先是参观巴克老龄化问题研究所，其次便与布来得森博士进行了深度的交流。

在这次会面之后，布来得森博士经常与我们分享他的研究以及实验室的新发现。与我联系过的其他阿尔茨海默病研究人员都不同，他还想知道我们在做什么。在采用了我自己的轻度生酮疗法之后，我得到了额外的认知改善，并向博士分享了自己激动的心情。我能感觉到他的怀疑。帕尔穆特博士推荐的当时流行的旧石器时代饮食，富含动物蛋白和饱和脂肪酸，基本上与布来得森博士建议的以植物为基础的方法相反。我以一种对我和社区其他成员都有帮助的方式将两者融合在一起。高脂肪鱼中富含单不饱和脂肪酸以及多不饱和脂肪酸，用高脂肪鱼、特级初榨橄榄油、牛油果、坚果和瓜子代替培根、黄油和椰子油等食物，这些食物含饱和脂肪酸，对我的脂肪构成了负面的影响。将这种改良的饮食方式与更长时间的每日禁食和锻炼相结合，我和网络社区的其他成员都进入了轻度内源性酮症状态。这种状态带来了显著的认知功能提升和稳定的能量供给，同时产生了出色的血糖控制和不错的血脂指标。

在发表两篇重要论文之前，布来得森博士亲切地与我联系，分享他的发现。第一篇发表于2015年9月，描述了阿尔茨海默病的三种不同亚型（后来被认为是6种亚型）。几个月后，布来得森博士联系我并分享了一项新的发现。来自霉菌的毒素竟然也是阿尔茨海默病的常见病因，这种毒素与慢性炎症反应综合征有关，它是一种慢性疾病，一些患者在接触到霉菌毒素或经蜱虫叮咬产生的生物毒素后会患上这种疾病，该病的症状听起来很像肥大细胞活化综合征，我和网络社区中的很多人都经历过这些症状。

至此，我的康复进入了停滞期。对我来说，治疗的旅程很困难。如果完全偏离了自己的饮食方式或者睡眠不足，我是真正能够感受到影响的。在保持体温方面，我也遇到了重大问题，即使在温暖的天气里我也会无法控制地发抖。同时，我也没有能够很好地处理生活压力。最可怕的是，感觉到自己的认知功能在变差。布来得森博士逼着我去做慢性炎症反应综合征测试。我在各种会议上偶尔能遇见他。有一次，我在楼梯间从他身边经过，他喊道："你的（转化生长因子β–1）是什么？补体C4a基因怎么样？你知道你的MSH基因吗？"我感到有点烦躁，不知道他在说什么。

然而，我终于去做了一些测试。在慢性炎症反应综合征预备测试中，我的每项指标都严重地超出了正常范围。我做的测试之一是HLA-DR/DQ单倍型——一种显示对特定生物毒素易感性的遗传特征。结果表明我对慢性莱姆病很敏感。莱姆病吗？回想起来，我确实经常被蜱虫叮咬。我是和三个兄弟一起长大的，就是个假小子。在泥土中翻滚，在树林中建造堡垒，在沙丘草地上奔跑，这些都是经常性的活动。然而，有一次，就在40出头的时候，我被另一种蜱虫叮咬了。当我发现的时候，皮肤周围有了一个明显的牛眼莱姆疹。医生让我服用了一周的抗生素，服药后看起来起到了一定的作用，但是可能剂量或疗程还不够。

我预约了加州功能医学中心的桑吉亚·施威格博士。我的所有莱姆病检测结果都呈阴性，但是我对一种名为邓肯巴贝斯虫的莱姆病混合感染的检测结果呈阳性，抗体滴度非常高。我对巴贝斯虫病了解得越来越多后，意识到它可能就是我许多慢性健康问题的病因，甚至可能是我认知功能衰退的主要病因。邓肯巴贝斯虫病是一种类似疟疾的红细胞感染，有时会导致细胞增大，难以通过毛细血管，而这可能是手指发绀的原因。缺氧、体温失调甚至心动过速也是常见症状，另一个常见症状是认知功能衰退。在很多方面，我都是巴贝斯虫病的典型病例，但我的医生从来没有考虑过这一点。

施威格博士跳过了平常那些在治疗初期的建议，比如饮食改变、锻炼、睡眠优化、压力管理，因为这些方面我已经在做了。他让我接受抗菌疗法，每天两次服用针对巴贝斯虫病的草药汤剂，并且建议我采纳静脉注射免疫球蛋白补充治疗来增强我的免疫系统，以应对我日益恶化的低丙种球蛋白血症。他推测我的免疫系统为对付巴贝斯虫病已经应接不暇，以至于"累坏"了。第一次在本地的癌症护理中心静脉注射免疫球蛋白时我非常害怕，因为有可能发生过敏反应——我曾经有过。我接受了将近 4 个小时的静脉注射。第二天早上我感觉出乎意料得好，也许实际情况比自我感觉更好。为此我甚至出去长跑了一个小时，这是很长一段时间以来我第一次觉得必须要跑起来。我感觉精力充沛极了，简直要飞起来了。这种极端的状态在输液之后持续了好几天，也表明了输液的积极效果。

我的日常方案

请注意，我使用这套方案已经 8 年了，在这套方案成形之前，它随着时间的推移而演变。今天所做的和我一开始做的已经完全不同了。我可以说是步履蹒跚地达到了现在的水平。另外，由于我的病史和很高的遗传风险，我一直在非常努力地尝试。我是一个喜欢科学的怪人，每当尝试新的策略之后，就会稳定地调整自己的方案。此外，还有一个重点是，每个人的方案都是唯一的，是根据特定的风险和致病因素而调整的。最重要的是，要发现任何可能导致潜在病理学改变的病因，并且明确区分这些病因的优先级。

* 睡了七八个小时之后，我在早上 5 点到 6 点之间醒来，不用闹钟。我进入了一种非常原始的昼夜规律当中，日落而息，日出而作。我喜欢早晨，醒来的时候感觉自己充满了活力和目标意识，以迎接新一天的到来。

- 醒来之后，我花 15 分钟时间冥想。冥想让我的意识集中，帮助我在一天中做出明智的选择。

- 我不吃早餐，而是喝一到两杯无霉菌的有机咖啡，不加奶油或精制加工糖，只加少量甜菊糖。注意，有些咖啡豆中可能会有真菌或被真菌毒素污染。我通常在早上 9 点之后不再喝含咖啡因的饮料，如果在下午早些时候喝一杯咖啡来提神，睡眠肯定会受到影响。

- 为了保护牙齿上的釉质不被咖啡的酸度破坏，喝完咖啡后我会先用水漱口，再用无氟牙膏轻轻刷牙。

- 使用不含铝的防晒霜和除臭剂。

- 不管天气如何，我几乎每天都会出门，至少徒步或者跑步 3.5 英里，享受运动的乐趣。这是我一天中最享受的时候。我发现在大自然中消磨时间对健康是非常有益的。我喜欢观察季节交替对野生动物的影响，并且用我的皮肤感受天气的变化。我仍然住在湖边，经历过极端恶劣的天气，零度以下的大风把人吹得举步维艰。这也是寻求刺激的一种方式，理论上经常面对逆境可以让人变得更强壮。

- 我喜欢把各种方法结合起来，有时听教育播客，或者在锻炼时听在线课程。其他时候，我听喜欢的音乐来激励自己，在需要思考如何解决问题的时候，我也会听听冥想音乐。我也喜欢聆听大自然的声音，让自己的内心四处游荡。

- 回家之后，如果出汗的话，我会用无毒的橄榄油香皂洗澡。每周要在淋浴前坐进低辐射便携式桑拿包内做几次桑拿，附带做个排毒，帮助体内生成热休克蛋白，以修复身体受损的蛋白质，在淋浴前帮助治愈氧化损伤。

- 然后，准备一大杯温抹茶（其中富含神经保护剂"儿茶素"），再加上偏硅酸矿泉水（帮助螯合铝），把所有上午用的膳食补充剂放在一个很小的烤蛋糕模具里（这些膳食补充剂能让我精力充沛），最后在家里的办公室开始一天的工作。我在工作的时候，会慢慢地吞下那些膳食补充剂，有的时候整个服用过程会超过一个小时，这种方式让人对服用膳食补充剂不那么害怕。如果实在感觉难以下咽，我有时会在房间里随便走走，甚至在吃补充剂的同时慢慢地骑动感单车。简单地运动，甚至是缓慢走动，可以帮助我更容易吞咽和消化这些膳食补充剂。这些是我服用的针对我个人情况的膳食补充剂：

DHA	鱼肝油	缩醛磷脂补充剂
姜黄素	维生素 E	维生素 D_3
维生素 K_1 和维生素 K_2	甲钴胺	叶酸
吡咯喹啉醌	吡哆醛 $-5'-$ 磷酸酯	
N- 乙酰半胱氨酸	$\alpha-$ 硫辛酸	乙酰左旋肉碱
泛醌	卵磷脂	AHCC
白藜芦醇	烟酰胺核糖	益生菌

- 在工作的时候，我会每小时步行 10~15 分钟。因为我在家里工作，所以这段时间是做家务的好机会，我把它重新定义为"锻炼的机会"。

- 我通常轮流实施 16 个小时和 20 个小时的禁食，通常每天吃一顿饭，有时两顿。我知道这样的禁食对很多人来说太极端了。但是请注意，我是花了很长时间才做到的。第一次开始这个禁食方案的时候，我就出现了胰岛素抵抗，经常在半夜因为低血糖醒来，不得不吃些点心。我是分很小的步骤来调整新陈代谢的，这使得我的身体能够逐步进入酮症状态，所以现在可以很容易就做到禁食很长一段时间。

- 在我停止禁食之前，正是体内酮类在一天中的最高点，通常在 1~2 mmol 之间。我有的时候会检查血酮，但很少检查血糖，这是我康复的关键点。我的糖化血红蛋白在 4.7~4.8，并且已经稳定很多年了。一开始我定期检查血糖和血酮，记录我的食物摄入量，但现在已经不再需要做那种详细的跟踪了。

- 在停止禁食之前，我会喝一杯加柠檬或生姜的水来排毒，吃两粒氨糖软骨素胶囊来帮助提高身体对凝集素的耐受性。凝集素是一种黏性植物蛋白，可以引起敏感人群的炎症。我通常吃无谷物、低凝集素的饮食，同时服用氨糖软骨素，以帮助抵抗在饮食中蔬菜残留的凝集素对身体的影响。

- 注意到我的体重出现下降趋势的时候，我会一天吃两顿饭，第一顿饭会在中午后享用，通常会有两个土鸡蛋和一盘非淀粉类有机蔬菜，蔬菜由绿叶蔬菜、十字花科蔬菜以及其他色彩多样、有生有熟的蔬菜组成，还有含丰富益生元的凉薯一类的食材，另外加上蘑菇、大葱，以及含少量抗性淀粉的食物，比如熟透的红薯块，再加上几汤匙泡菜。为了更好吃，我在这些蔬菜中加了一些调味料，有几大汤匙的高多酚特级初榨橄榄油、新鲜香草和香料，以及为了补碘的喜马拉雅海盐和干海菜。

- 每餐之后，我会仔细地用牙线清洁牙齿，并且用不含氟的牙膏轻轻刷牙。口腔健康和大脑健康之间有着紧密的联系，尽管我没有牙周病或其他口腔问题，每年也要专业洗牙三次（牙医推荐两次）。

- 每周几次，在吃饭的同时喝一碗骨头汤，食材来源于草饲动物，这有助于肠道功能恢复。

- 每周有 5~7 天，我参加一个名叫"加压运动法"的 30 分钟的力量训练计划。这是日本的一种治疗方法，温和地用绑带限制手臂和腿部的血液流动，以此欺骗我的肌肉，使肌肉误以为已经达到了最大的出力状态。这样做的好处有两点。其一，可以在不破坏肌纤维的情况下增加肌肉力量。这对每个人都有很大的好处，特别是中老年人。其二，通过在肌肉中创造的轻度缺氧状态，身体会分泌许多促进神经生长康复的激素，如脑源性神经营养因子和缩醛磷脂，这些激素也有保护神经的功效。

- 在运动或桑拿之后的一整天，我都会小心地维持身体的水分，把小口饮着过滤温水或气泡水作为补充矿物质的提神方式。如前文所述，我还使用海盐来避免酮流感症状（酮症状态下有的时候人会出现流感样症状，通常是由体液流失造成的），并且保持体液平衡。保持充足的水分有助于达到最佳排毒效果。

- 我通常在下午三点下班以后休息，进行 20 分钟的脑力训练。

- 之后，我喜欢再冥想 15 分钟。我并不总是能够做到进入第二节冥想，但是每次坚持到进入第二节时，那种感觉非常好。定期练习冥想对情绪、精力和睡眠都有极大的好处。

- 我会在下午四点到五点之间吃第二顿饭，有时会稍微早一点。如果一天只吃一顿饭的话，就安排在下午两点到三点之间。如果丈夫在家，我们就把这顿大餐作为庆祝的时间。因为专心于自己的日常工作，我们通常是分开吃的，这一餐成了我们重新联系和培养感情的机会。我们经常在早上一边喝咖啡，一边计划菜单，一起做饭。典型的一餐可能包括野生鱼类，如阿拉斯加红眼鲑鱼，以及由多种颜色相同的、非淀粉的、高纤维的、有生有熟的有机蔬菜组成一个大份沙拉。沙拉中加了几大匙高多酚特级初榨橄榄油、大量新鲜香草和香料，为了补碘，还加了喜马拉雅海盐和干海菜。如果这是一天中唯一的一餐，我们通常会选择土鸡蛋或低汞野生海鲜作为蛋白质来源。我们总是在盘子里放一些含抗性淀粉、益生元纤维的食物，再加上一点泡菜。

- 我不在两餐之间吃零食，但如果我一天只吃一顿主食（坚持在 24 小时里，只留 4 小时的进餐期原则），我会在做饭的时候随心地小口咬着吃一点食物，甚至在一个小时左右之后再吃一些零食。这样有助于保持体重，也避免了一次性的狼吞虎咽。

- 作为一种难得的享受，我有的时候会在主餐之后小口喝上两杯葡萄酒，酒是不含糖的低度有机干红，总共大约两到三盎司（约 57~85 克）。

- 我偶尔在进餐期吃一些甜点。我特别喜爱的甜点是有机生核桃、切碎的杏仁、椰子片和洒上无糖坚果仁或羊奶的野草莓。还可以选择吃一两块精心挑选的、低镉低铅的黑巧克力，这种巧克力含可可量达到了 86% 甚至更高。

- 我会在下午 6 点停止进食，经常会更早一点。如果 6 点后仍然需要看屏幕或者使用人造光源，我会戴上防蓝光眼镜。我更喜欢在放松的时间段调暗灯光，尽量避免工作或者聊天。

- 我喜欢在睡前一个小时左右开始吃晚上的膳食补充剂，安全地吞咽它们需要足够的水，提前服用可以避免在半夜上洗手间。

- 下面是针对我个人情况的晚间膳食补充剂和药物：

甘氨酸镁	褪黑素
南非醉茄（也称印度人参）	GABA（γ－氨基丁酸）
雌二醇经皮贴片	黄体酮
睾酮凝胶	益生元
益生菌胶囊	低剂量纳曲酮

- 每两个月，我需要继续静脉注射丙种球蛋白，以使我的免疫球蛋白保持在正常参考值范围之内，尽管只是仅仅达到最低值之上。经过几年的治疗，我已经摆脱了巴贝斯虫病，并且减少了注射丙种球蛋白的剂量和频率。我希望随着免疫系统的康复，将不再需要注射丙种球蛋白。

- 睡前，我调暗光线，用无毒的清洁剂轻轻地洗脸，并用椰子油漱口（椰子油具有抗菌的效果）。只需要在口中含一到两茶匙椰子油，然后用它洗牙 15 分钟。这样做很让我放松，而且不明白为什么，也能帮助我进入更深度的睡眠。

- 我喜欢在晚上 8 点之前上床，但不一定要睡觉。在这个放松的时间里，丈夫和我经常用一种自动气动装置进行一些额外的被动"加压运动"。当我们在床上放松和阅读的时候，这种装置会让绑在恰当位置的绑带自动充气和泄气。在这段时间里，我有时候会无意识地做温和的等长运动 ①。我注意到，睡前做几组"加压运动"有助于快速入睡，睡得更深。

- 我利用上床后的这段时间阅读电子书，亮度设置为最低，夜间模式可以阻挡蓝光刺眼。我还关闭灯光，让房间完全变暗，很弱的光线都会干扰人体内褪黑素的生成。我还调好了设备模式，如果停止使用 5 分钟，它就会自动关机。这经常让我可以在不关床头灯的情况下缓缓入睡。

- 此外，我睡在带有无辐射带冷却器的床垫上，温度设置为华氏 65 度（大约 18℃），这有助于我快速入睡，因为较低的核心体温也有助于促进褪黑激素的产生。而且，因为有时候会在睡梦中翻来覆去，所以我给自己加盖了一条厚毯子，这样几乎能立即让我有一种平静的感觉，使我慢慢入睡。

---

① 等长运动（isometric exercises）是运动医学的概念，一种肌肉收缩用力，但是肌纤维不缩短的锻炼方式，比如倒立、瑜伽动作的静态保持。——译者注

我很少能够完美地执行自己的方案，只是尽力去做。和所有人一样，我每天都要面对几十种选择，心里完全清楚哪些决定会有利于健康，而哪些决定将会不利于健康。每当我遇到这种需要抉择的路口时，就想起了《肖申克的救赎》中那一段刻板而辛辣的格言，这段格言完美地总结了两种选择的最终结果，帮助我走上正轨："要么忙着活命，要么赶着去死。"我尽己所能，每天都在有意识地选择活下去。这样的好处很大，使我的生活方式具有相当的可持续性。

与其为之前多年以来的迷茫而感觉痛苦，不如为现在已经拥有了答案而感到庆幸。也许是因为对旅途中最黑暗的那段日子依然记忆犹新，所以我把得到的每一天都看作是一份礼物。

我的认知测试分数大幅度地上升了，在我这个年龄组中，从超过 30% 提高到了超过 90%。然而，最让我吃惊的是，以前的许多健康问题要么完全消失，要么大大地改善了。我现在感觉更加健康，一整天都能保持宁静的状态，并且有着充沛的精力，比成年之后的任何时候都要好。关键就在于通过检查确定了导致我认知功能衰退的主要病因，并且其中有许多是看起来不相关的症状。

我知道如果没有丈夫布鲁斯，我的转变是不可能的。他不仅在我的身边提供支持，而且他还很大程度上接纳了我对饮食、生活方式等方面的改变，并且从这些改变中受益匪浅。他瘦了大约13.6 千克，腰上的游泳圈减掉了，腹肌也有了，并且不再需要服用任何处方药。作为一名国际航空公司的飞行员，他经常在长途越洋飞行中禁食。他对那些年轻的副驾驶注意力和耐力的差劲感到惊讶，这些副驾驶依靠碳水化合物充饥；反过来，他们也不敢相信布鲁斯是如此的精力充沛。于是，许多人开始向他寻求健康方面的建议，并最终选择采用了他的方法。其实，在美国联邦航空管理局最近每半年一次的体检中，医生也在要求他透露自己抗衰老的秘密。我想对家属说，你们也可以和你们爱的人一起做出饮食、生活方式等方面的改变。而且毫无疑问，我之所以能够成功，在很大程度上取决于我们两个人将"我的治疗"变成了"我们的生活方式"。

曾经恳求我不要死的儿子，现在已经大学毕业了。出人意料地，他选择追随父亲的脚步，成了一名飞行员。我终于活着见到了儿媳妇，并且在他们的婚礼上跳舞。后来，我和丈夫搬离了密歇根湖畔旁的小公寓，我曾经在那个小公寓为自己生命的最后篇章做过准备。现在，我们搬到了一个我们非常满意的社区，同样在那个美丽的小湖边。在这里，我们翻修了一栋不被人重视的老房子，为将来的孙儿们准备了很多的空间。我们经常手牵着手走过附近的街区，享受着几乎失去而又意外收获的岁月。

你可能看过电视广告，阿尔茨海默病协会寻找第一个阿尔茨海默病的幸存者，这样协会就可以给幸存者送一朵特别的白花。请珍视你的青春吧。我不要温室的花朵，请给我野草和野花，因为它们有着深深的根，能冲破最坚硬的土壤，在最恶劣的条件下生存，在它们本不应出现的地方茁壮成长，它们有一种从未被欣赏却又顽强的美丽，是那些愿意超越命运的人才能认识到的美丽。

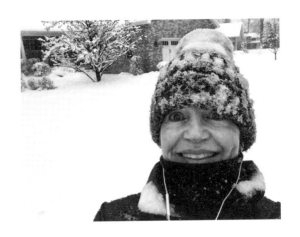

评论：

朱莉的病程丰富了一个观点，即认知功能衰退是对损伤的一种反应，这种损伤一般是多重的，而且常常是全身性的——她的巴贝斯虫病、多重感染、使用了多个疗程的抗生素、糖代谢异常，多次使用麻醉剂、抗胆碱药、抗组胺药，而且药物快速诱导绝经，很可能导致了她的认知功能衰退（尤其是在携带双份载脂蛋白 E4 基因的情况之下），这些都是与阿尔茨海默病相关的诱因。

她的病因主要是来自家族遗传的载脂蛋白 E4 等位基因的基因错配与后天损伤的累积，通过治疗这些病症解决了这些致病因素，导致了她的病情改善，并且得到了持续的甚至是增强的改善。她的经历和网络社区 3 000 多名成员的故事都是活生生的案例，事实上，是他们将我们的发现和之后的理论转化成为实际的生活方式。朱莉与她的网络社区一起进行了研究，并且在 8 年多的时间里亲身体验了 ReCODE 治疗方案，丰富了很多细节。我非常感谢她所做的工作，以及她与我们共同为全球痴呆患者减负所做的努力。

朱莉的经历很好地说明了两个重要的经验，而从多年的研究和许多人的治疗经历中也能得到相同的结论。首先，绝望的时代已经结束。其次，要不断地优化！朱莉花了几年的时间来解决她认知功能衰退的所有病因，就和玛茜做的一样。因此，无论最初是否有改善，请继续调整方案以获得最佳结果。

现在你已经读到了 7 个人不同的故事，他们是数百人中的 7 个人，他们经历了认知功能衰退，但他们做的并不仅仅是减缓衰退，而是真实地逆转了衰退，而且是持续的改善。他们使用一种有针对性的精准医学方法实现了逆转。

我们最近发表了一篇论文，描述了 100 名遵循相同治疗方案的患者，每一位患者都有记录和可量化的改善。在下面的章节中，我将详细描述这种精确的、系统的针对认知功能衰退的方法。我祝愿每个人都能成功，就像克莉丝汀、黛博拉、爱德华、玛茜、莎莉、弗兰克、朱莉以及其他数百人一样成功。

最后，是否有可能将这7位的方法推广到对其他疾病的治疗中去呢？这个问题将在本书的第11章讨论。同时，对于罕见的家族性阿尔茨海默病患者，迫切需要一个治疗方案。大约95%具有阿尔茨海默病风险的患者存在偶发性的发作，这是一个正常的发生率，他们可能存在遗传风险，一般来自载脂蛋白E4基因，但我们并不确定有偶发性阿尔茨海默病风险的患者是否真的会发病。相比之下，另外5%罕见的家族性阿尔茨海默病患者，具有确定的直接遗传，并且这些患者的遗传效果没有受到药物试验的影响。由于这纯粹是遗传性的，可能除了改变基因本身，没有任何干预措施能被证明是有效的，但也许可以把迄今为止所获悉的治疗方案推广到这些患者家庭成员的治疗上去。

朱莉和她的家族成员有淀粉样前体蛋白（APP）基因的突变，这种突变非常罕见，淀粉样前体蛋白是淀粉样蛋白的前体蛋白，淀粉样蛋白是从淀粉样前体蛋白中产生的。她的每一个突变的家庭成员都在39~51岁患上了阿尔茨海默病，正如读者可以想象的那样，朱莉的孩子和兄弟姐妹们非常痛苦地看着各自的家人一个接着一个变成了重度痴呆。

世界上有100多个家族存在与阿尔茨海默病相关的淀粉样前体蛋白基因突变，而且从来没有任何研究结论能够带来予希望。2013年，朱莉的医生好心载着她驱车数百英里来见我，因此朱莉是我们家族性阿尔茨海默病的第一位患者。虽然PET扫描显示她的大脑中已经堆积了大量的淀粉样蛋白，但是她表现出来的症状仍然很轻微，因为没有其他可选择的有效替代方案，她开始了我们的治疗方案。她最近度过了 54 岁生日，并且进行了广泛的神经心理学评估，显示其认知能力在过去的 8 年中并没有衰退。这种推迟发病还能保持多久呢？这种推迟发病的效果只是偶然的吗？时间会说明一切的，但是我希望朱莉能证明她是阿尔茨海默病的又一个幸存者。

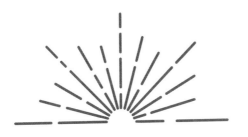

2

第二部分

朝着希望的世界迈进

第 8 章

问题与反驳：负重前行

避免批评只有一个办法：

什么也不做，什么也不说，什么也不是。

——亚里士多德

正如你了解到的那样，2014 年我们发表了第一篇关于逆转认知功能衰退的医学论文，在 2015 年、2016 年和 2018 年发表了后续的研究论文。自从这些论文发表以来，大众提出了许多问题，有的要求澄清，有的表达担忧，有的对我们发表的结果表示怀疑。这些都是可以理解的，我们在发表的论文中展示了一些以前从未出现过的东西，因此怀疑是必然会有的。我会在本章中回答、澄清和解释，并且提供相应的证据，以解决我们受到的部分质疑和批评。

• 这种方法是否有助于治疗其他疾病，如帕金森病、弥漫性莱维小体病或肌萎缩侧索硬化？

除阿尔茨海默病、轻度认知功能障碍和主观认知功能障碍以外，对于其他神经系统变性疾病，我们还没有足够的数据来确定这种方法是否有效。此外，考虑到每种疾病不同的潜在病因，其他疾病患者在应用这个方案之前必须进行相应调整，而调整后的方案与 ReCODE 方案是不同的，是否有效，需要做更多的工作来确定。然而，对于弥漫性莱维小体病的治疗改善，我们确实有记录在案的例子。对弥漫性莱维小体病患者的评估表明，该疾病与Ⅲ型阿尔茨海默病有关，因为患者体内通常毒素水平较高，包括金属毒素、有机毒素或生物毒素。

• 中链甘油三酯油和椰子油也属于饱和脂肪酸，因此也会对携带载脂蛋白 E4 基因的人特别有害吗？

携带载脂蛋白 E4 基因的人确实比没有该项基因的人患心血管疾病的风险更高，因此饱和脂肪酸是一个值得关注的问题。然而，对于许多想要进入酮症状态的人，以及那些希望在补充能量的同时不想要摄入简单碳水化合物的人而言，中链甘油三酯油和椰子油都非常有帮助。因此，有两种简单的方法可以做到两全其美，既能避免血管性疾病的风险，同时还能改善大脑功能。第一种方法是，可以在执行方案一两个月之前摄入中链甘油三酯油或椰子油，以帮助你进入酮症状态，然后检查低密度脂蛋白水平，并用不饱和脂肪（如摄入橄榄油）平衡中链甘油三酯油或椰子油，这样在保持低密度脂蛋白水平低于 1 200nmol/L 的同时，又可以给自己补充保持酮症状态所需的脂肪。第二种方法是，简单地用酮盐或酮酯来进入酮症状态，从而避免摄入中链甘油三酯油和椰子油所含的饱和脂肪酸。无论哪一种选择，目的都是以酮类的形式为大脑提供能量，同时尽量减少摄入简单的碳水化合物，如糖、高果糖玉米糖浆和面包，并保持对胰岛素的敏感性。从长远来看，最好是通过燃烧自己的脂肪来达到内源性酮症状态，而不是服用任何形式的外源性酮。但如果做不到，选择上述两种方法中的一种来补充外源性酮会很有帮助。

● 阿尔茨海默病发展到什么阶段，ReCODE 方案才会失效？

我们已经看到一些在蒙特利尔认知评估测试中分数为 0 的人，在经过治疗后依然表现出了认知功能的改善。但是治疗得越晚，改善的可能性就越小，效果也越差。一般来说，几乎所有遵循该方案的主观认知功能障碍患者都有所改善，轻度认知功能障碍患者大多数都有所改善，已经完全发展的阿尔茨海默病患者中只有一些人有所改善。

罗茜是一位阿尔茨海默病发展到晚期的 75 岁女性。她不能说话，不能走路，也不能让自己从床上挪到椅子上。开始执行这个方案三个月后，她又能说出完整的句子了，可以与家人和邻居的孩子聊天，并能够从床上移到椅子上，也可以自己走路了。

• 在美国，为什么保险通常不包括阿尔茨海默病的检测和治疗？

　　虽然有些保险将来会覆盖所有需要的医学检查，每个人可以确定自己认知功能衰退的原因，但现在大多数保险只覆盖少数几项检查。治疗也是，只有部分保险覆盖了阿尔茨海默病传统的治疗方式的费用。表明心血管疾病能够治疗的项目是迪恩·尼什博士首创的，那时也出现了类似的情况。对这个成功且行之有效的项目，医疗保险花了 16 年时间才将其中的治疗费用纳入报销范围。迪恩向一位政治家抱怨这件事，这位政治家回答说："才用了 16 年？你怎么这么快就做到了？"

　　进步的车轮转动得如此缓慢，我期待着有一天保险能真正地覆盖治疗阿尔茨海默病的检测和治疗项目。实行 ReCODE 治疗方案的费用为疗养院的 1%~10%，疗养院的费用远远超过了实行治疗方案的费用，让人们尽可能推迟几年住进疗养院，甚至不需要进疗养院，意味着可以省一大笔钱。我希望提供长期护理保险服务的公司会认可和支持这一观点。

• 为什么治疗方案不能更简单一些？

　　治疗方案是可以简化的。我们正在仔细研究要获得最佳治疗效果，哪些是必要的，哪些非必要。许多人发现了一种简单的优化方法，就是先从一些基础项目开始，然后用几个月的时间逐步添加方案中的其他项目。此外，我们意识到许多人不喜欢吃药，因此我们将大部分成分组合成"果汁型"版本，以减少服用药片和胶囊的数量。但是，如果没有成功地进行干预，阿尔茨海默病是一种致命疾病，因此在 2011 年研发最初的治疗方案的时候，我们渴望找到可能的任何方法来扭转这个疾病的发展趋势。我们首先以所有病因为目标，就是前文所述的那屋顶上的 36 个洞。随着更好地了解了病因的优先级，我们或许能够将治疗方案简化。然而，我们必须谨慎，因为失败的代价是病人失去生命。为了获得最佳治疗效果，请每个人尽可能确定自己认知功能衰退的病因，并且针对这些病因确定相应的治疗方案。

预防认知功能衰退比逆转认知功能衰退要简单，所以那些对预防感兴趣的人——并没有症状，而且在认知测试中没有表现出认知功能衰退——可以尽早开始自我管理与改变生活方式。我们建议 45 岁及以上年龄的人都接受简单的认知功能检查，包括特定的血液检查、在线认知测试，没有表现出症状的人可选做 MRI 扫描，然后开始预防。

• 为了减轻全球痴呆患者的负担，哪种方式最具成本效益？

我们的想法是采用渐进式的方法。首先，让尽可能多的人采取简单的预防措施。那么，尽管采取了预防措施，但仍出现认知功能衰退的少数人应该尽早开始从饮食、运动、脑力训练、膳食补充剂等某一方面进行改变与管理。这样努力之后，少数依然未能逆转的人将接受更全面的测试，以获得更全面的逆转方案，并由会诊医生确定最初逆转方案失败的原因。最后，那些即使在更全面的逆转方案之后也失败的罕见个体，将接受住院治疗，医院为其提供最彻底的评估和治疗。由此，绝大多数人都能以低廉的成本得到成功的治疗，而且能够确认是哪些人需要更全面的评估和治疗。用这种方法应该能把防治痴呆的总成本降到最低。

除了这些问题，许多人还提出了一些批评。

我们之前出版过《终结阿尔茨海默病》和《终结阿尔茨海默病实操手册》，在读者评论中，90% 的评论是积极的，5% 是中立的，5% 为负面的。以下是部分批评。

- 告诉你认知功能衰退可以逆转，就类似于告诉截瘫患者有治疗方案能够长出被截去的肢体一样。

首先，截瘫患者并没有被截肢，他们只是下肢瘫痪。撇开这一误解不谈，许多人确实是在表达认知功能衰退是不可能逆转的这个看法。事实上，多年以来也一直是专家们的看法。这就是我们一直小心地记录着客观上已经发生的改善，并且在经过同行评议的期刊上发表这些改善结果的原因。我们不仅仅是简单地提出方案，而是已经记录了认知功能衰退的逆转，也发表了关于认知功能衰退的研究结果，并且最重要的是，研究结果表明认知功能的改善是持续的、稳定的。此外，我们最近完成了该方案的临床试验，为疗效提供了进一步的证据。

然而，把结果和期望区分开是很重要的。我们从来没有断言每个人都能好转，有一些因素会影响病情的走向，这些因素包括对治疗方案的服从度、体内毒素的浓度以及病情当下的发展程度。尽管我们已经见证了很好的效果，但是一些人还是感到失望，因为他们或他们的亲属并没有表现出改善的迹象。我期待着有一天，每个人都能真正得到改善。与此同时，我们还在继续研究，需要改变哪些关键因素才能够决定最后治疗的成功。

- 虽然理论上这种方法可能会起作用，但是没有实验证据证明。

这种说法是不对的。正如前面提到的，我们一直在仔细记录研究的结果，并将其发表在经过同行评议的期刊上。我们在过去的 40 年中已经发表了超过 220 篇论文，临床结果分别于 2014 年、2015 年、2016 年和 2018 年发表。这些都是公开发表的论文，所有人都能读到。对于任何想看到实验证据的人，我建议去阅读已发表的论文。

- 就像肠瘘一样，尽管没有证据支持，但还是被视为已确定的事实。

美国国家医学图书馆列出了 310 篇关于肠瘘的期刊文章，这些文章可以追溯到 1984 年，因此事实上有大量证据支持这一观点。肠瘘不仅是一种经过证实的疾病，而且肠瘘在造成涉及全系统的炎症性疾病中也起到了重要作用，越来越多的证据表明它是炎症性肠病、认知功能衰退、红斑狼疮、关节炎和许多其他疾病的致病因素之一。如果在阅读了 310 篇关于肠瘘的文章后，你仍然不相信这种情况的存在，那么与该领域的一位专家聊聊，你可能是有兴趣的，比如哈佛大学的阿莱西奥·法萨诺教授。

- 你不可能逆转阿尔茨海默病。目前在所有的临床试验中，最好的结果都仅仅是希望能够阻止认知功能衰退的继续发展。

真实的情况是，各种药物的临床试验甚至都不是为了阻止认知功能衰退，这种衰退被认为是不可避免的。它们只是试着减缓认知功能衰退的速度而已，实际上几乎每个试验都达不到减缓的效果。这些失败的研究与我们的根本区别在于，它们只是试着治疗阿尔茨海默病，但是没有去解决该病的实际病因。这就好比一个汽车修理工，不去检查汽车到底出了什么问题，而是给每一辆进店的汽车加满高辛烷值的汽油，企图用这样的方式来修理好每一辆汽车。可能有几辆汽车会在一段时间内运行得更好，但是大多数都不会。

- 任何针对常见疾病的有效方法都早已经被广泛应用了。

塞梅尔魏斯（手术消毒法的先驱）、帕拉塞尔苏斯（"毒理学之父"）、林德（发现柑橘可以治疗坏血病），都证明了这一说法是错误的。因此，这种说法忽视了医学史，本身也是非常幼稚的。作为数千个反例之一，我和妻子在女儿患上红斑狼疮后的经历也是一种有力说明。我们带着孩子去见了两位公认的专家，除了观察孩子以及决定什么时候开始使用类固醇，两位专家都没有别的治疗方法。根本没有人试着查明女儿患上红斑狼疮的病因。绝望之下，我们带她去看了一位综合内科医生，这位医生不像那两位专家那样出名，并不是公认的红斑狼疮专家，也不是权威的院士。但是他很快就确定了女儿患红斑狼疮的原因，并且针对病因进行治疗。女儿的红斑狼疮至今有 10 年没有再发作了。不仅仅在红斑狼疮的诊疗过程中，在许多其他疾病的治疗中也有很多这样的例子，如类风湿性关节炎、心脏病、2 型糖尿病、肠瘘，现在轮到阿尔茨海默病的治疗了。

除了对常见疾病的干预，这种说法还有一层意思：医生无论什么时候都能做出适当的评估和开出最佳治疗方案，医疗体系也总是能够收取合理和恰当的费用，保险公司总是支付它们应该支付的费用，我们在商店买的食物总是健康的，医疗系统没有被破坏，我们每天接触的数千种毒素都是不存在的。我期待着有一天这些天真的执念能够成为现实，但是现阶段仅仅因为我们的研究成果还没有得到所有医生的认可，就对其否认，这种想法很愚蠢。顺便说一句，已经有超过 1 000 名医生在实践我们的方案了。

- 要改变我们目前的医疗体系和药物滥用，将是一场艰苦的战斗。

　　不幸的是，这是事实。但是，对于没有有效治疗标准的疾病，包括孤独症、肌萎缩侧索硬化和阿尔茨海默病，根本性的改变尤其重要。21 世纪的医学确实正在改变这一体系，并且取得了前所未有的成果。让我们保持动力，让整个诊疗系统变得更好吧。

第9章

错误的观念与假设：对治疗方法的深入分析

生而知之者，上也；学而知之者，次也；困而学之，又其次也。

——孔子

如果天堂里都没有厚切培根，那么做好人入天堂又有什么意义呢？

——佚名

我在佛罗里达州长大，青少年时曾在一个冲浪俱乐部工作，并在那里遇见了一群要好的伙伴。由于佛罗里达州南部的冲浪生意一般都很差，我们不得不打各种零工补贴生活，比如开割草机、帮人泊车、在餐厅打杂和推销百科全书。周末我们会驱车前往佛罗里达海岸，在可可海滩和皮尔斯堡享受更好的冲浪体验。

我们会在凌晨三点起床，这样就可以在破晓时分冲浪，那时的海浪是最清澈的，通常也是最好的。

可以想象，起床这么早，晚上开车回家的时候就没那么精神了。有一次，我开车穿过皮尔斯堡回家，其他人都在车里睡着了。我开到了一个铁路道口，横杆是打开的，并没有灯光闪烁或警铃声，再加上睡眠不足，我便没有停车查看，而是朝轨道直接开了过去。这太糟糕了。我突然抬头看见火车正向我们驶来，距离车只有大约30英尺。我吓了一跳，立马打起精神。火车速度并不是特别快，但那个速度如果撞上车，当然会要了我们的命。当汽车开过铁轨，火车冲过汽车尾部的尘土时，道口的横杆才降下来，红灯闪烁，警铃声终于响了起来。如果这些信号能够早一点发出，我们将不胜感激。

若是火车将汽车撞成两截，车上的我们身亡以后，再亮起警示灯和降下横杆就完全没有任何意义了。阿尔茨海默病的诊治过程也是如此，痴呆的"列车"早就已经靠近我们，在我们身上几十年了，但在被确诊之前，我们不会费心去观察或做出反应。现在这些所谓治疗阿尔茨海默病的药物提供了一种虚假的安全感，一种让我们感觉开处方就行了的安全感，但是服用药物的人总体而言没有比不服用药物的好到哪里去，这真是令人惊讶。

阿尔茨海默病的基本性质以及许多致病因素尚未被理解，所以出现了许多错误的推论、误导性的建议和天真的假设。这些都对围绕阿尔茨海默病的整个认知系统产生了破坏性的影响，这些影响体现在对研究的资助、对药物的开发、对临床试验的批准、对患者的治疗方式等方面。可悲的是，这一切对患者造成了诸多伤害。正如我在上文中提到的，整体的治疗方法是落后的。

这种混乱让人想起了"地球是宇宙中心"这个陈旧观点。当然，对地球上的人来说这种观点似乎是合理的，但是这样却造成了对其他行星观察的混乱。这让人感觉有点不对劲，因此萨摩斯岛的古希腊天文学家阿利斯塔克提出，也许地球实际上是绕着太阳转的。在 2 300 年前，人们普遍认为"日心说"是疯狂的。现今，阿尔茨海默病诊疗过程中遇到的一个又一个悖论，也是标准模型与数据不兼容造成的。

以下是一些错误的观念与假设。

● 阿尔茨海默病的病因尚不清楚。

这个观点的错误在于假定了阿尔茨海默病是单一病因，但是在流行病学、病理学和微生物学研究上都得不到支持。恰恰相反，它有许多致病因素，其中大多数致病因素已经众所周知。例如，有人认为阿尔茨海默病可能与感染有关，但到底是哪种微生物致病，还没有达成一致意见。这些微生物包括单纯疱疹病毒，HHV–6A（另一种人类疱疹病毒），牙龈卟啉单胞菌（牙列不齐相关的牙周炎所致），与疏螺旋体（莱姆病的致病微生物）相关的螺旋体，如念珠菌这类酵母菌、各种真菌，或者其他病原体。没有任何证据表明只有其中一种是阿尔茨海默病的病因，所有的证据都显示它们全部都有可能增加患病风险。

除了病原微生物，阿尔茨海默病还有许多其他致病因素：胰岛素抵抗、汞和其他毒素、血管疾病、创伤、激素水平下降、营养不良、生长因子减少等。因此，没有证据支持阿尔茨海默病只有一个病因，同时大量证据支持有多个已知病因在起关键作用这一观点。

- 阿尔茨海默病是由淀粉样蛋白引起的，或者是由 tau 蛋白引起的，抑或是由蛋白质错误折叠引起的。

95% 的阿尔茨海默病都是散发性病例，只有剩下的 5% 是家族性病例，也就是遗传性病例。在这 95% 的病例中，大脑中聚集的淀粉样蛋白、tau 蛋白和错误折叠的蛋白质都扮演着中介作用，它们是介质，不是病因。当然，它们与病理生理学有关，但是并不会启动疾病的病程，认识到这一点是至关重要的。而启动病程的正是之前所述的病原体和其他病因，淀粉样蛋白实际上是对这些损伤的一种保护性反应。这是一个关键的区别，因为消除阿尔茨海默病的病因是有意义的，不首先解决上游的病因，而仅仅消除介质，那不过是一个短期的解决方案。从药理学上去消除淀粉样蛋白，已经被证明是一个花费了数十亿美元的错误。

- 治疗阿尔茨海默病的最佳方法是使用药物。

理论和实践都不支持这种普遍的误解。阿尔茨海默病的病理生理学过于复杂，单一药物无法成为最佳治疗方法。此外，用于治疗阿尔茨海默病的药物并不影响该病的实际病因。

药物治疗的最大希望是成为个性化精准医疗方案这个整体的一部分。

- 因为没有预防或治疗阿尔茨海默病的有效方法，所以没必要检测是否携带了载脂蛋白 E4 基因。

这是一种很常见的误解。事实上，许多临床医生反对做这种基因检测。这同样是一个完全落后的观点，等到确诊阿尔茨海默病之后才进行基因检测，这是不对的！就好比为了最大限度地降低心脏病发作和脑卒中的风险，大多数人都知道自己的血压和胆固醇水平；为了预防结肠癌，大多数人都知道自己的结肠镜检查结果。同样，为了把患阿尔茨海默病的风险降到最低，我们都应该知道自己是否携带了载脂蛋白 E4 基因，携带了一份还是双份。

- 阿尔茨海默病不能预防。

尽管已经存在相反的证据，例如来自芬兰的 FINGER 研究，但是这种过时观点仍然被许多人以讹传讹。实际上，有很多方法可以降低致病的风险，包括富含植物的生酮饮食法、锻炼、脑力训练、摄取 Ω-3 不饱和脂肪酸等。此外，尽管对普遍性的预防研究已经取得了一些较好的结果，但是更好的方法是确定每一个人的患病风险因素，针对个体关键致病因素制订个性化预防方案，而其他那些对于特定个体并非关键的因素则可以忽略。例如，一些人因为有全身性炎症，有很大的患病风险，将专门促分解介质与清除炎症因子相结合是这些人预防方案的关键。而有的人并没有明显的全身性炎症，但是可能有代谢综合征，相应的针对性预防很容易做到。我们每个人都有一系列不同的风险性致病因素，针对这些因素的治疗才是合理的。

● 阿尔茨海默病没有有效的治疗方法。

这个普遍存在的观点表明目前的治疗标准是多么的陈旧。在被确诊之前，阿尔茨海默病的病理生理学改变已经潜在发展 20 年了，而我们最不想做的事情就是坐着观察这 20 年，看着病人发展成主观认知功能障碍，再到轻度认知功能障碍，最终被诊断为阿尔茨海默病。在症状发生前的阶段，我们可以很容易发现致病风险因素，并防止认知功能衰退的发生；到了主观认知功能障碍阶段，通常会持续 10 年，在这期间几乎都是可逆的；到轻度认知功能障碍阶段，通常会持续几年，在这个时间段里衰退一般也是可逆的；最后被诊断为阿尔茨海默病以后，在某些情况下仍然可以改善，但是我们没有理由等那么久，有充分的理由可以更早地开始干预。根据阿尔茨海默病的定义，一个人只有在开始失去日常活动能力，比如不能自己洗澡时，才被认为患了病。因此，等着病人到达阿尔茨海默病确诊的阶段就太残忍了。这就好比是眼看着病人的肿瘤发展，直到发生扩散转移。阿尔茨海默病应该是一种非常罕见的疾病，而现实的情况是，许多临床医生告诉患者，什么也做不了。这样导致患者推迟了寻求治疗的时间，对随后的治疗效果产生了负面的影响。

我们已经多次发表论文，有充分的证据证明认知功能衰退是可以逆转的。因此作为医生，在某些时候，忽视经过同行评审的已发表的有效治疗方法，而去支持已经被证实为无效的治疗方法，如同一种失职。

- 当我们评估认知功能衰退的患者时，要设法区分诊断的是阿尔茨海默病，还是一种病因可治疗的痴呆，比如维生素 B_{12} 缺乏症。

对于维生素 B_{12}、维生素 D、雌二醇等的缺乏，认为多种致病因素与阿尔茨海默病完全无关的假设过于简单了。当然，单纯的维生素 B_{12} 缺乏症有着不同的病理学表现，但是在绝大多数的情况下，都不会是单纯的维生素 B_{12} 缺乏症，而是与同型半胱氨酸的增加有关，同型半胱氨酸增加又与阿尔茨海默病患病风险增加有关。正如我之前所指出的，许多这样的致病因素都可能会起作用，这些致病因素包括感染、毒素、生长因子减少、激素水平下降、营养不良、血氧浓度低下和血供不足。此外，我们在认识到这些致病因素之后，便可发现阿尔茨海默病就是一种病因可治疗的痴呆，特别是在早期阶段，而这个"早期"指的是在病理生理发生改变的头 10~15 年，因此治疗窗口期是相当大的。

- 我们检查了认知功能衰退患者的甲状腺功能和维生素 B_{12} 水平。阿尔茨海默病无法治疗，因此没必要再进行更详细的检测。

这种做法非常常见。请问，你怎么能在不知道什么是致病原因的情况下治疗疾病呢？ 21 世纪的医学是精准医学，在精准医学中，任何特定的癌症、神经系统变性疾病或其他疾病的发病机制都需要首先被确定，然后才能进行针对性的治疗。因此，如果你正在接受认知功能衰退或衰退风险的评估，而医生没有做比较全面的评估，包括超敏 C- 反应蛋白、胰岛素抵抗指数、游离 T3 和逆 T3、维生素 D、重金属、有机毒素、生物毒素、CIRS 标记物，还有如低密度脂蛋白或甘油三酯与高密度脂蛋白的比值等心脑血管健康指标，你可以与医生谈谈上述这些检测项目，用以确定导致认知功能衰退或者产生衰退风险的原因。

- 如果准备对患者使用治疗方案，则必须证明每项干预措施都能产生显著的效果。

这是目前的治疗标准，但是这个标准是基于错误的推理。这个推理假定大脑是一个线性系统，换句话说，就是将服用的每片药物或者每项治疗分别进行分析，然后认为简单地将分析结果相加就可以得出结论。同样的道理，如果看不到任何单个治疗项目的效果，那么多个治疗项目组合，比如 10 种或 20 种单独表现不明显的组合的治疗，也就被认为不会有任何的效果。可是大脑比线性系统要复杂得多！打个比方，你要开车去朋友家，正确的路线是到了第一个路口左转，走到第二个路口再右转，然后下一个路口再右转，到最后一个路口左转。你清楚朋友的家在哪里，但你并不知道具体应该怎么走，即使这样，你也得在每个路口做出判断，决定该拐向哪个方向，以及到每个路口都下车观望一下房子的位置。也就是说，你不仅要看眼前的路，还需要总览全局，看看那栋要去的房子的位置，以确定应该拐到哪一个方向，这样一步一步，最终才能到达目的地。割裂地完成其中每一个步骤与全部步骤整合在一起去完成，效果是完全不同的！设计治疗方案也是如此，你不能将每项干预的效果简单地相加！关键是以协调的方式将干预措施整合在一起。

上述内容只是众多误解的一小部分，这些误解影响了评估、治疗、预防以及关于阿尔茨海默病的整个认知体系。

所以，请不要说没有什么办法可以预防、延缓或逆转认知功能衰退了。我们不要再说"没有理由"检测是否携带了载脂蛋白E4基因，不要再说阿尔茨海默病是由错误折叠的蛋白质引起的，不要再说使用单一药物治疗阿尔茨海默病即将获得成功，不要再说那种对于认知功能衰退几乎没有任何缓解、改善的药物是我们一直在寻找的。让我们重新认识阿尔茨海默病吧。

第 10 章

量化自我与逆转认知功能衰退

没有付诸行动的愿景就只是一种幻觉。

——爱迪生

21 世纪是生物学的世纪，而我们现在处于一个可以量化自我的数字时代。受益于工程学，我们可以在线搜索，召开线上会议，同样，生物医学也越来越多地通过简单的、纵向的和可操作的方法，帮助我们监测健康状况。这类监测最好是在医生或健康管理师的帮助下实施。不过医生和健康管理师并不是必要的，其中很多的工作你可以自己做。最终得来的数据可以拯救你的大脑，帮助你保持思维清晰。现在将能够实行自我监测的项目列举如下。

- 血压和脉搏

- 连续体温

- 体脂

- 动作和运动跟踪

- 昼夜血氧饱和度

- 心率变化

- 血管弹性

- 心电图

- 睡眠时长和阶段

- 血糖

- 连续血糖

- 酮类（血清 β–羟基丁酸、呼吸丙酮或尿液乙酰乙酸）

- 营养分析（宏观和微观两方面）

- 化妆品和个人用品中存在的毒素

- 在线认知功能评估和脑神经反应速度

- 多种疾病导致的语言障碍

- 基因组测序、多风险因素和个人特征分析

- 肠道微生物

- 口腔微生物

- 结肠直肠癌筛查

　　越来越多的身体参数能够被我们测量，毫无疑问，这些参数能够救命。20 世纪，许多人死于肺炎等急性疾病。现在很多人死

于心血管疾病、癌症或阿尔茨海默病等慢性疾病。糟糕的是，这些慢性疾病在进展到难以治疗之前，通常不会产生症状。正如我之前提到的，阿尔茨海默病通常在大脑病变约 20 年后才能被诊断出来。我们以前认为 60 岁、70 岁和 80 岁才发生的疾病，实际上在 40 岁、50 岁和 60 岁的时候就有迹象了，其诊断被不幸地推迟了 20 年。更糟的是，大多数医生都不会检查上述这些重要参数，因此，通常在我们采取行动的时候，就已经进入了慢性疾病的晚期。

好消息是，只要耐心地监测这些参数，就可以提前发现慢性疾病，这就是这些健康参数真正的用处。我们可以此追踪自己的健康状态，在身体状态容易发生重大改变的时候，及时发现身体衰弱的早期信号，并且随着自身变化开展进一步的追踪。我们只要长期调整，追踪参数，健康、容貌都可以得到改善。

接受患者的反馈，帮助我们促进了研究的进步。量化自我的经验总结之一就是，在大量的参数中，最重要的是确定参数的优先级，哪些参数优先级高、哪些低。量化自我的实践者和患者们，有的时候往往关注了优先级较低的参数，从而忽略了成功所需的关键指标。尽管参数的优先级有个体差异，取决于每个人的身体状况，但是对所有人都重要的关键参数，我已经按优先级顺序列出，包括 10 点。

1. 能量供应

正如我在上文中提到的，阿尔茨海默病的本质是一种长期或反复的神经功能不全，表现为神经网络没有得到足够的能量支持，而神经网络对神经可塑性功能是至关重要的。对阿尔茨海默病患者的 PET 扫描显示，其大脑颞叶（太阳穴附近）和顶叶（耳朵后面）的葡萄糖代谢水平比正常人低，这是阿尔茨海默病患者的一种特有状态。事实上，这种状态可能出现在阿尔茨海默病被诊断之前的 10 年甚至更早的时间。

如何弥补这个能量供应的缺口，成为提高认知功能的关键。正如斯蒂芬·库纳博士证明的那样，酮类能够成为葡萄糖的替代能源。这一点至关重要，绝大多数阿尔茨海默病患者都存在胰岛素抵抗，所以不能正常利用葡萄糖，只能依靠酮类弥补能量供应的缺口。这就是营养性酮症状态在我们整个治疗方案中如此重要的一部分原因。营养性酮症状态要求体内 β–羟基丁酸达到的目标水平为 1.0~4.0 毫摩尔。

在认知功能衰退的症状出现之前，这种能量不足通常在患者身上已经持续很多年，所以尽快弥补这个缺口至关重要。要想短时间内快速改善，服用酮类补充剂是最好的方法。而长期来看，自己体内能够产生足够的酮类更好，而这只有在体内脂肪作为能量来源的时候才能做到。

患者的大脑组织需要能量供应，为了获得能量，需要输送燃料，然后燃烧燃料。这就意味着，患者的大脑组织不仅需要酮类，还需要良好的脑血流状态、血氧饱和度（目标为96% 或更高）和线粒体功能（细胞的"电池"，将燃料转化为能量）。

对于大脑组织的血流量，可以检查心脑血管风险因素。最好能够做到甘油三酯与高密度脂蛋白的比值小于 1.3，比如，如果高密度脂蛋白水平为 60mg/dL，甘油三酯水平应该小于 78mg/dL。如果检查的是 LDL-P（低密度脂蛋白的检测指标是颗粒数），值应该在 700~1 200 纳摩尔。脑血流量可以通过运动或治疗血管狭窄的方式来改善。消除炎症、调整膳食，使自己达到上述目标，可以缓解对血管的损害。此外，一氧化氮有扩血管作用，增加体内的一氧化氮，可以通过运动、喝甜菜根汁等方式达到。对于有血栓形成倾向的患者，可以补充纳豆激酶和碧萝芷。

关于血氧饱和度，未被发现的血氧饱和度降低是导致认知功能衰退的常见原因之一，这种情况一般发生在夜间。尽管睡眠呼吸暂停是造成血氧饱和度降低的一个常见原因，但是其他没有鼾症的患者也可能出现这种情况。我们以 8 小时睡眠为目标，这期间的血氧饱和度应该达到 96%~98%。平均血氧饱和度在夜间的下降直接与大脑特定区域的萎缩相关，这个特定区域就包括了海马体，而海马体对记忆的形成至关重要，其受损和萎缩与阿尔茨海默病有重大关系。

要测试线粒体功能还没有比较方便的手段，不过可以通过测试有机酸得到大致的了解。

对于认知功能衰退或者有衰退风险的人群，脑组织能量供应的重要性再怎么重视都不为过。在这方面，临床医生和大脑健康管理师都可以帮助达到最佳效果。

2. 胰岛素敏感性

我们在实验室的皮氏培养皿中培养脑细胞的时候，总会加入胰岛素，因为胰岛素是维持神经元存活的有效因子。因此，当脑细胞对胰岛素无反应或反应不良的时候，神经元就无法存活。当胰岛素抵抗产生时，大脑中携带胰岛素信号的分子实际上经历了一个显著的物理变化（胰岛素受体底物丝氨酸和苏氨酸的磷酸化）。埃德·戈兹教授已经证明，大多数阿尔茨海默病患者的脑内都存在胰岛素抵抗，无论他们是否有外周胰岛素抵抗。这种胰岛素抵抗是导致认知功能衰退的关键因素，但幸运的是，我们有大量武器来对抗胰岛素抵抗，使得胰岛素敏感性得到恢复。

胰岛素抵抗的测试很简单，只需要知道空腹血糖水平和空腹胰岛素水平，就可以简单地计算出胰岛素抵抗指数，该指数是测量胰岛素抵抗的一个指标。举个例子。假设患者的空腹血糖水平为100mg/dL，空腹胰岛素水平为10mIU/L，将这两个数值相乘，再除以405，就得到了胰岛素抵抗指数，所以这里得出的指数值是（100×10）/405=2.4。正常值应小于1.2，这表明该患者存在胰岛素抵抗。现在假设这个患者采用了一种方案，并且改善了血糖状况。测得的空腹血糖水平为80mg/dL，空腹胰岛素水平为5mIU/L，这样计算的值略低于1.0，这表明现在这个患者已经对胰岛素敏感了。

提高对胰岛素敏感，可以采用前文所讲的生酮活动12+3饮食法。将这种饮食方法与定期的运动、良好睡眠和减压相结合，足以让身体拥有胰岛素敏感性。其中，定期的运动需要包含一些重量训练，因为肌肉富含胰岛素受体，肌肉锻炼可以增强胰岛素敏感性。

对于那些仍然存在胰岛素抵抗的人来说，有许多补充措施也很有帮助。首先，看看是什么原因导致了血糖升高，以及又是什么原因导致了血糖降低，因为高血糖和低血糖都会导致认知功能衰退。在接下来的几周内，可以开始监测自己血糖的变化，看看各种食物对血糖的不同影响，以及在夜间是否会出现低血糖。夜间低血糖在采用标准美国饮食的那类人中是非常普遍的。

你可以咨询专业医生和营养师，以帮助提高胰岛素敏感性。

事实上，所有人都能做到对胰岛素敏感，做到这一点是逆转认知功能衰退的一个关键目标。有 8 000 万美国人存在胰岛素抵抗，而这是导致痴呆极其常见的原因之一。

3. 营养支持

除了能量供应和胰岛素敏感性，大脑还需要接收支持生存的信号。这些信号有三种来源，分别是生长因子（比如神经生长因子和脑源性神经营养因子）、激素生长因子（比如雌激素、睾酮和甲状腺激素）和营养素生长因子（比如维生素 B_{12}、维生素 D、Ω-3 脂肪酸中的 DHA[①]）。Ω-3 脂肪酸至少要达到 10%

---

① DHA 被认为具有营养神经、抗衰老、改善血液循环、降血脂、抗过敏等效果。——译者注

（Ω–3 指数^①），促炎性反应的 Ω–6 脂肪酸与抗炎性反应的 Ω–3 脂肪酸比例为 1∶1~4∶1。如果 Ω–6∶Ω–3 的比值上升到 10∶1 或 15∶1（这在标准美国饮食中很常见），那么可能会因为吃了过多的促炎性脂肪酸而对身体造成伤害。

我们可以跟踪蛋白质、碳水化合物和脂肪等大量营养素摄入的状况，还能跟踪维生素 D 和胆碱等微量营养素的摄入。许多人可能会发现自己缺乏一些关键营养素和矿物质，比如胆碱、锌、镁、碘、Ω–3 脂肪酸和纤维。这些营养素在认知中都起着重要的作用。比如，胆碱是合成乙酰胆碱所必需的，而乙酰胆碱是与记忆相关的最重要的神经递质。胆碱可以从鸡蛋、肝脏、肉、豆类和坚果等食物中获得。

也可以检查自己的激素水平和营养水平，并且根据检查结果来优化对大脑的营养支持。目前有针对脑源性神经营养因子的血清检测，但是临床上还没有对神经生长因子和脑源性神经营养因子的脑水平检测。

除了大脑关键生长因子、激素和营养素，还有一种对认知功能改善有效果的脂肪酸，被称为缩醛磷脂。阿尔茨海默病患者体内上述营养素都显示减少，而将这些营养素恢复至正常水平的方法，有望成为预防和逆转认知功能衰退的有效治疗方法的一部分，就如同朱莉在第 7 章中所描述的那样。

最后，说一下具有神经营养作用的肽类药物。其中有许多具

---

① Ω–3 指数指的是 Ω–3 脂肪酸占血液中红细胞膜总脂肪酸的比率。——译者注

有显著潜在效用的药物，可惜，有些药品仅仅作为单一疗法进行了试验，因此如果不解决神经退行性病变过程中的其他病因，这些试验可能都不会产生多大的临床效果。

至此，你看到了很多不同优先级的致病因素可能会导致神经网络功能不全，而神经网络功能不全就被称为阿尔茨海默病。正如需要许多不同部门的互补与协调才能使一家公司顺利运作一样，要维持正常的认知功能，也需要不同系统和职能之间的协调。为神经网络提供必需的能量，涉及血氧合饱和度、血液循环、酮类、线粒体功能这几个方面，而这几个方面必须与胰岛素敏感性和营养支持以及后面讨论的其他关键作用相结合。

4. 消除炎症与预防炎症

炎症可以造成很大的损害。与阿尔茨海默病和阿尔茨海默病前期（轻度认知功能障碍和主观认知功能障碍阶段）相关的炎症表现得更为长期，炎症期间会产生淀粉样蛋白。因此，只要炎症还在继续，身体就会产生与阿尔茨海默病相关的淀粉样蛋白，并且有让认知功能持续衰退的风险。作为治疗阿尔茨海默病方法的一部分，消除炎症是一个有效的改善步骤。

可以通过血液检测高敏 C- 反应蛋白来检查自己的炎症状态。最好低于 0.9mg/dL。另外，可选择的炎症检测项目还包括A/G 比值（白蛋白与球蛋白比值，指标为 1.8 或更高）、红细胞沉降率、α 肿瘤坏死因子、白细胞介素 –6 和铁蛋白（铁蛋白是一种储铁蛋白，也会随着炎症反应而增加）等。

以下 3 个步骤可以消除导致认知功能衰退的炎症：

1. 解决持续的炎症
2. 清除炎症源
3. 预防新的炎症

更为关键的是要确定炎症的病源，这样才能防止复发。对一些病人来说，炎症是由代谢综合征引起的，表现为胆固醇、低密度脂蛋白和甘油三酯水平升高，以及胰岛素抵抗、腰围变大、高血压，这些因素与炎症并存。而另一些病人的炎症则是由肠瘘、口腔病原体渗漏（牙龈炎或牙周炎导致的"牙龈渗漏"）、慢性鼻窦炎，以及其他类型的感染（如莱姆病或其他蜱传微生物）所致，这些病因都可以通过血常规、大便常规、鼻窦培养来检测确定。此外，睡眠不良也与炎症有关，因此对睡眠的检查和优化也很重要。

代谢综合征可以通过改变生活习惯来改善，采用低碳水化合物饮食、抗炎饮食，再加上运动。关于肠瘘，通常可以采用肠道康复治疗、对肠功能失调有关的病原体（如念珠菌）的治疗。口腔病原体可用杀菌牙膏和配套漱口剂、口服益生菌的组合疗法治疗，并且可以寻求口腔科的牙医专家诊治。对于真菌性鼻窦炎或者蜱传微生物等特定的微生物感染，使用针对性的靶向抗生素治疗是消除炎症致病源的关键。

抗炎类产品有助于预防可能发生的炎症，包括富含 Ω-3 脂肪酸、姜黄素、生姜、α-硫辛酸的保健品，以及抗炎食物等。

5. 病原体治疗，微生物组优化

如上所述，与阿尔茨海默病认知功能衰退相关的慢性炎症，可能是由慢性感染引起的。事实上，聚积在阿尔茨海默病患者大脑中的β-淀粉样蛋白已经被证明是一种抗菌肽，所以机体在与各种感染做斗争的时候，也在制造淀粉样蛋白，这是自身消灭感染源的一种方式。因此，识别和治疗不同类型的感染，对逆转认知功能衰退很重要。

正如我在上文提到的，与阿尔茨海默病相关的感染源包括单纯疱疹病毒（来自唇疱疹）、HHV-6A和其他种类的疱疹病毒科病毒、牙龈卟啉单胞菌（来自牙列不齐）、疏螺旋体属（来自莱姆病），其他蜱传微生物感染（巴尔通体杆菌、巴贝斯虫病、埃立克体病）、其他螺旋体，如齿垢密螺旋体（另一种口腔病原体），以及各种真菌（如假丝酵母菌）和霉菌（如葡萄穗霉属菌、青霉菌、黄曲霉菌和毛壳菌）。这些感染临床医生可以通过微生物培养或抗体测试来检测，然后针对已识别的微生物病原体进行特定的治疗。

除了消灭病原体，更重要的是用益生菌和益生元支持体内健康的微生物群。益生菌可用于肠道微生物组、口腔微生物组和鼻窦微生物组，有益的微生物组发挥了多种正面作用，包括抑制病原体、产生对人体重要的代谢产物和加强黏膜的生理屏障。

益生元可以从食物或膳食补充剂中获得，包括芦笋、洋葱、大蒜、韭菜和蒲公英嫩叶等。

6. 排毒

在逆转认知功能衰退的过程中，专业领域里最难掌握的是解毒，而严重中毒的患者是最难成功治疗的。通过注重细节、不断调整，许多人确实有所改善，并且这种改善是持续的。

我们接触到的全部毒素和有毒污染物可以分为三类：（1）有毒金属和其他无机物，如空气污染物；（2）有机物，如苯、甲苯和草甘膦；（3）生物毒素，即生物体产生的毒素，如某些霉菌产生的真菌毒素。在发霉的家里和工作场所，在呼吸的被污染的空气中，在含有农药、除草剂的每餐食物中，在使用的美容产品中，在不纯净的饮用水中，在家里的打印机和其他电子设备中，甚至在我们触摸的收据和其他产品中，我们都可能接触到毒素和有毒物质。除此之外，还有潜在的物理毒素，比如无处不在的无线网络信号，我们都暴露其中。

除了到相关专业机构直接检测自身体内的毒素和有毒污染物，了解自己接触某种毒素之后的身体反应，以及自己的遗传基因是否适合解毒也是很有帮助的。我们大家都在一定程度上暴露于毒素和有毒污染物之中，对此的身体反应表现在自身免疫系统的激活中，可以通过测定补体 C4a 基因、转化生长因子 β-1 和基质金属蛋白酶-9 进行评估。对解毒状态的评估可以通过对谷胱甘肽的检测进行，还可以观察毒素对肝、肾功能的影响，肝肾功能的血液检查项目包括谷丙转氨酶、谷草转氨酶、谷氨酰转肽酶、肌酐、尿素氮、血小板计数、白细胞计数、红细胞比容等。

对于排毒，大家都可以采用以下基本方法：

- 过滤水，每日 1~4 升。
- 出汗，可以通过运动、桑拿（最好是红外线桑拿）或是其他方式排汗，然后再用无毒香皂淋浴，这是减少体内毒素负荷的一个极好方法。
- 吃富含植物的高纤维饮食，配上有解毒功效的蔬菜，如西兰花、菜花、羽衣甘蓝、卷心菜、柠檬、生姜、大蒜、洋蓟和甜菜根。
- 解毒类膳食补充剂，如萝卜硫素、维生素 C 和 Guggul[①] 等。
- 吃有机水果和有机蔬菜。
- 不要食用含汞量高的鱼。这类鱼寿命很长，嘴很大，在食物链中常常处于较高的位置，如金枪鱼、鲨鱼和旗鱼。应该吃些富含 Ω–3 脂肪酸，并且个体小、含汞量低的鱼类，如三文鱼、沙丁鱼等。
- 避免摄入食物中可能导致痴呆的毒素，比如非有机果蔬中的杀虫剂和除草剂（包括草甘膦）、炸薯条中的丙烯酰胺、一些含砷的鸡肉和大米、一些肉类中的抗生素和激素、罐头食品

---

① Guggul 是印度香胶树的树脂干燥后的制剂，被美国食品药品监督管理局批准作为膳食补充剂。——译者注

中的双酚 A、许多油炸和烘焙食品中的反式脂肪酸，热狗和其他加工肉类中的亚硝酸盐和硝酸盐，加工食品中的硫酸盐、防腐剂和染料，以及精制糖、高果糖玉米糖浆和其他简单碳水化合物。

- 烹调过程中避免产生额外的有毒物质，比如熏黑的肉类、反复加热的食用油、含高反式脂肪酸的食用油。
- 避免使用含汞量高的牙科汞合金修补材料。
- 使用高效空气过滤器，可过滤空气中的微粒和有害气体。对于暴露在加州火灾或其他形式空气污染中的人来说，在空气质量差的时候，让高效空气过滤器发挥作用尤其重要。
- 不抽烟，不吸二手烟。
- 尽量不做全身麻醉，如果无法避免，则要优化自身谷胱甘肽水平和全面排毒能力，为全身麻醉做好准备。
- 专注使用腹式呼吸法，即用腹部而不是胸部的肋间肌肉呼吸，吸气的时候用鼻子，而不是用嘴。
- 避免摄入保健品和美容产品中的毒素。
- 要避免接触塑料中的邻苯二甲酸盐、二噁英、氯乙烯和双酚 A 等毒素，尽量使用玻璃这类材料制成的储存容器。请注意，购物小票也是双酚 A 的一个来源。
- 避免接触某些油漆和旧管道中所含的铅。
- 对工作方式和生活方式进行管理，尽量舒缓甚至解决由此带来的压力，因为与毒素和有毒污染物相关的认知功能衰退，和机体对压力的超敏反应有关，而且通常其结果会导致认知功能障碍。

- 按摩可以改善淋巴液的循环流动，有助于排毒。
- 肝脏和肾脏是人体的排毒器官。关于肝脏的保护，奶蓟被认为是有帮助的，有些人还提出姜黄素、牛磺熊去氧胆酸、有机苹果（富含果胶，可与毒素结合后将毒素排出）、核桃、牛油果、土鸡蛋、沙丁鱼、十字花科蔬菜、沙拉蔬菜、朝鲜蓟和鱼油都具有保护肝脏的作用。对于肾脏，甜菜根汁、银杏、蓝莓、积雪草和柠檬酸镁都有帮助。

除了这些常规做法，还需要针对已测定的特定毒素进行治疗，比如来自水苏霉的三孢霉烯、来自海鲜的有机汞，还有苯。关于生物毒素这方面，可以看看里奇·休梅克博士和尼尔·内森博士所著的相关优秀书籍。对于化学有毒污染物，约瑟夫·皮佐诺博士写了一本极好的手册《有毒污染物的解决方案》。

我意识到这会让读者认为似乎毒素无处不在、无法避免，但请注意，实际这是一种动态。人体在不断地接触毒素，但同时也在不断地排毒，我们这里的目标只是要充分地减少接触毒素，并且提高排毒能力，使机体处于这种动态平衡中的正确位置，而不是持续地增加身体的毒性总负荷。减轻自身的毒性负荷将降低患上认知功能衰退、癌症、糖尿病等慢性疾病的风险。

7. 大脑刺激

正如通过锻炼可以让身体更健康一样，对于那些认知功能衰退的人来说，各种形式的大脑刺激往往会带来很好的效果。有几类不同的大脑刺激方法，第一类是利用专业大脑训练软件做大脑训练。为了获得最佳效果，在大脑训练期间要尽量避免对大脑造成过大的压力。如果因为压力太大而不能做到每周三到四次、每次 30 分钟的训练，就需要慢慢适应，逐步达到这个训练量。光线刺激代表了另一类刺激大脑的方法，如使用激光为大脑提供光线刺激的产品。磁场对大脑的刺激，代表了第三类对大脑刺激的方法。第四类方法是声音刺激，频率在 40 赫兹时效果最好。

8. 免疫支持

我们希望清除任何已经确定的炎症源，比如上文提到的病原体和任何生物毒素，尽量减少炎症的发生，并且为加强免疫系统提供支持。这包括保证维生素 A、维生素 C、维生素 D、维生素 K 的水平，以及锌、五羟黄酮、N- 乙酰半胱氨酸、谷胱甘肽、R- 硫辛酸和 β - 葡聚糖的水平。此外，避免那些损害免疫力的生活习惯，包括睡眠不良和长期处于应激状态，急性应激状态缓解期的危害远不及长期应激状态。

9. 减少 β- 淀粉样蛋白

在阿尔茨海默病中被诋毁为致病原因的 β - 淀粉样蛋白，实际上是机体的一种抗菌、保护性反应，可通过抗体消除，如服用索拉尼珠单抗、克伦祖玛、阿杜卡诺单抗等，单纯消除 β - 淀粉样蛋白并不会改善患者的病情。因此，不首先治疗各种病因所导致的损伤，单纯消除淀粉样蛋白具有潜在的危险性，一些患者在服用抗体后出现了暂时性的认知功能衰退。

然而如前所述，治愈各种已确定的损伤之后，再减少淀粉样蛋白的想法更有吸引力，这也是抗淀粉样蛋白药物可能非常有价值的地方，尽管在 2021 年 6 月美国食品药品监督管理局对阿杜卡诺单抗做出上市的决定之前，尚未批准过任何一种针对阿尔茨海默病的药物。此外，还有其他有助于减轻淀粉蛋白负荷的物质，如姜黄素、猫爪草、南非醉茄、白藜芦醇和 Ω-3 脂肪酸。

10. 突触形成与再生

即使上面列出的导致认知功能衰退的各种病因得到了解决，也必须记住，大多数认知功能衰退患者甚至在就诊之前就已经失去了数百万个神经突触连接。因此，给予剩余的突触营养支持，为那些不起作用的突触增强功能，以及恢复潜在丢失的突触，都成了治疗至关重要的目标。

上述第 3 点描述了部分营养支持方法。补充生长因子，比如脑源性神经营养因子和神经生长因子，以及补充激素和营养素，可以为突触提供营养支持。此外，干细胞可能有助于突触的再生，针对阿尔茨海默病患者的干细胞试验正在进行之中。然而，在阿尔茨海默病的致病因素正在造成持续损害的情况下，没有解决好致病原因就使用干细胞治疗，就如同在房子着火的时候企图重建房子一样，如果先把火扑灭，然后再开始重建，可能结果会更好。因此，即使正在进行的干细胞试验失败，在排除导致认知功能衰退的各种因素之后，再来确定干细胞的有效性可能才是一个富有成效的决定。

有三种类型的干细胞治疗方法：胚胎干细胞、间充质干细胞和诱导性多能干细胞。尽管诱导性多能干细胞面临安全障碍，例如需要证明诱导性多能干细胞没有导致肿瘤的风险，不过从长远来看，这三种方法都表现出了希望。

总结

我们现在已经了解了导致认知功能衰退的原因。这个疾病的防治需要有个完好无损并且能够发挥有效功能的多方协调系统。但是，基本上对于所有患者来说，拥有丰富经验的执业和认知健康管理师（甚至很多情况下也许就是患者的配偶、亲戚或者朋友）的帮助，再加上患者自己的决心，这种疾病可以得到改善。

科技的进步使我们拥有了前所未有的能力，用于跟踪自己关键的生理参数，以便改善我们的大脑健康状况，这些生理参数包括血压、血氧饱和度、睡眠时间与睡眠质量、脉搏和心率变异性、心电图、营养素摄入情况、身体质量指数、空腹血糖水平、血酮值、能量消耗、基因组学检查、认知评估、微生物组检测等。跟踪参数有助于改善神经系统功能，防止认知功能衰退，也让我们有足够的时间确认自己是否需要咨询医生，而不是等到已经持续发生神经退行性病变几十年之后。这种联合治疗方案使痴呆变得可控，而不再是无法避免的，并且有助于使阿尔茨海默病成为一种理所当然的罕见病。

对认知功能衰退的所有关键机制，我们都可以做出评估并解决：

- 能量供应
- 胰岛素敏感性
- 营养支持
- 炎症
- 病原体
- 毒素
- 大脑刺激
- 免疫支持
- β-淀粉样蛋白
- 突触形成与再生

最重要的是，获得好转效果，并不需要我们做到事事完美。只要付诸行动，就能看到认知能力的提高，之后慢慢地通过不断优化来得到持续的改善。

第 11 章

适应与应用：能应用到其他疾病的治疗中吗

你不需要在死之前完成这一生的工作，也不能从中得到宽恕。

——拉比塔丰

我在挑战极限吗？我打破了极限。

——加里·麦克法登（电视剧《我是凶手》的男主角名）

当我快要完成神经学学业的时候，一位著名的诺贝尔奖获得者来我们大学访问，为他想做的一个项目寻找一位年轻的神经学家。他的妻子被诊断患有一种罕见的神经系统变性疾病，他想雇人到世界各地去寻找那些可能对他妻子有帮助的打破了传统治疗框架的方法。我被他对妻子的关心所感动。与他见面的时候，他指出，就他妻子目前的健康状况，已经没有几个人愿意去尝试治疗了，但是会不会万一她错过了一些相对简单的治疗方法呢？他这么想很有道理。也许我们缺少一个能成功治疗各种神经系统变性疾病的基础模式、概念或方法。

我被问到的最常见的问题就是，我们针对认知功能衰退开发的 ReCODE 方案是否对其他神经系统变性疾病有效，比如帕金森病、路易体痴呆和肌萎缩侧索硬化。我们还没有足够的数据来回答这个问题，但是对于预防和逆转神经系统变性疾病导致的认知功能衰退，我希望这种治疗方案和思路能指明正确方向。

首先要区分两类疾病，一类是存在有效治疗方法的疾病（比如某些癌症），另一类是不存在有效治疗方法的疾病。神经系统变性疾病就属于后一类。事实上，一讲到治疗方法，这类疾病代表了生物医学中最失败的领域。这意味着当前的治疗标准无济于事，一味坚持这样的治疗标准肯定会失败。一种可选择的方式是参加候选新药的临床试验。然而，这些候选药物都不是很成功（99% 以上的失败率），因此使用单一药物治疗，试图以此逆转神经退行性病变的发展，获得成功的可能性极低，特别是在患者一般有多个潜在致病因素的情况下。

其次是采用精准医学方法，确定每个人的疾病成因和致病因素，然后针对性地解决掉每一个问题。靶向药物和个性化方案的结合代表了最大的希望，但要实现这一目标，我们必须突破传统的旧框架，即固执地使用单一药物而忽视了致病原因。为了采取这种精准医学的方法，对于每种神经系统变性疾病，我们都需要确定驱动疾病发展的是哪个因素。除此之外，还需要了解每个病人的发病过程。这是研究告诉我们的结论。

　　30 年以来，我们在对神经系统变性疾病进程的研究过程中，学会了一种新的理论：错配理论，即一种关于神经系统变性的统一理论。以下是这个理论的原理。大脑的每一张神经功能网络都存在供需关系，而且这些供需关系因所处区域不同存在差异。前文介绍了关于突触的产生和维持（神经可塑性）所必需的支持条件，如营养因子、激素、营养素、能量和胰岛素敏感性，这些都受阿尔茨海默病这种慢性功能不全性疾病的影响。大脑的其他功能单位也需要不同的供给，当然也有一些重叠。另一边，根据神经元的活动、结构修复和维持的需要，每个大脑功能区域都有各自的需求。因此，每个区域都分别表现出了独特的供需平衡。供需之间长期或反复的不匹配，也就是供应无法跟上需求，会导致神经系统变性疾病继续发展，这实际是一种有计划的精减，相当于机体尝试重新调整供需关系。

　　如果一个理论是准确的，那么这个理论不仅应该与流行病学和生物化学等不同领域的公开数据相兼容，还应该能够做出准确的预测，比如怎样预防问题、阻止问题发生或扭转走向。让我们用一个例子来验证错配理论。有一种神经系统变性疾病实际上比阿尔茨海默病更常见，大约有 1 100 万美国人患有这种疾病，是阿尔茨海默病患者数量的两倍，全球共约 1.7 亿人患有这种病，它就是年龄相关性黄斑变性。这种病是导致 50 岁以上患者失明的主要原因，并且没有治疗方法。

　　黄斑是视网膜的一部分，位于眼睛后部，负责人体精确的中心视力，就像一辆一直以每小时 200 英里速度行驶的法拉利，黄斑是身体代谢最活跃的部分。任何时候光线照射进入人的眼睛，两眼的黄斑都处于活跃的状态，这不仅需要消耗巨大的能量，还需要积极清除"垃圾"——对光线做出反应的是光感受器细胞，这些细胞每天都要脱落外段盘膜，然后再更新。光感受器细胞周围是其支持细胞，即视网膜色素上皮细胞。色素上皮细胞会对光感受细胞外段脱落的膜盘和代谢产物进行吞噬。这就有点像以每小时 200 英里速度疯狂飙车的法拉利，需要频繁更换机油才能保持平稳运行。因此，任何造成需求增加的因素，比如过多的高能光（蓝光或紫光）或者居住在阳光更强烈的赤道附近，都会增加黄斑变性的风险。同样，任何减少这种剧烈活动所需供给的因素，也会导致黄斑变性风险的增加，比如睡眠呼吸暂停导致的血氧合饱和度不足、生活在高海拔地区、吸烟等。此外，受黄斑变性影响的炎症反应直接和这种供需的错配相关。

　　阿尔茨海默病和黄斑变性都有供需错配情况，但是具体表现又不同。阿尔茨海默病之所以是一种神经可塑性疾病，是因为突触的供需错配。突触的可塑性反应是动态的、持续的，而这种反应所需的高要求突触修饰与突触的供给支持不匹配。黄斑变性是一种能量供给不足所致的疾病，其原因是黄斑活跃独特的高需求与供给不足之间的不匹配。这种供给不足表现为：血氧合饱和度减少、血流量减少、炎症、毒素水平（正如致痴呆毒素可能导致认知功能衰退一样，它们也可能导致视力下降）、营养缺乏，以及其他。因此，黄斑变性与可塑性、生长发育或持续变化无关，而是与一个几乎恒定的非常高的需求有关。基于此，增加供给和减少需求都是预防和缓解该病的合理方法，要实现这两种目标，医学武器库中有着非常丰富的储备，而且能针对特定的病源治疗。

以类似的方式分析帕金森病。这个疾病已经被反复证明与线粒体上一个特定部位的能量衰竭有关。线粒体中一组与能量产生直接相关的蛋白质，被称为复合物 I。任何抑制这种复合物的物质，都可能导致帕金森病，比如百草枯、鱼藤酮、MPTP[①]。这表明，运动调节能力（即帕金森病患者失去的调整能力）重度依赖适当的线粒体功能，这种依赖甚至超过了对身体其他任何系统。因此，身体对线粒体中这套系统内供给不足的回应是减速、失去微调能力，从而形成了缓慢且不稳定的步态、失衡，以及休息时表现出缺乏稳定性的震颤。

帕金森病通常与化学毒性有关，不是致痴呆毒素或致盲毒素，而是致震颤毒素。因此，阿尔茨海默病表现为营养错配，黄斑变性表现为代谢错配，帕金森病表现为线粒体能量错配。优化帕金森病防治，就需要鉴定每个病人体内存在的线粒体毒素，再进行解毒，并且通过靶向营养因子、神经递质支持给相关的系统（黑质纹状体多巴胺系统）提供支持，解决炎症和消除炎症原因，适当锻炼，治疗睡眠呼吸暂停，并且优化夜间氧合，维持肠道功能，补充益生菌和益生元，维持线粒体支持，以及在适当情况下进行干细胞治疗。

肌萎缩侧索硬化，也称卢伽雷病，也是一种运动性疾病，属

---

① MPTP 是一种化合物，实验室常用它来诱导实验动物进入"帕金森"状态，制作帕金森病模型，用于实验研究。——译者注

于帕金森病的"表亲"，但是这个疾病并不影响运动的微调能力，而是会影响肌肉力量本身，从大脑到脊髓的运动神经元（上运动神经元）和从脊髓到肌肉的运动神经元（下运动神经元）在病程中直接退化，从而导致横纹肌失去了神经信号的输入，无法进行自主呼吸运动。在这种情况下，一种不匹配又一次出现了，就像是多年来一直吸食毒品可卡因，神经元基本上都会兴奋致死一样。这种现象被称为兴奋性毒性。神经元受到神经递质谷氨酸的刺激和兴奋，这个刺激若受到快速失活的限制就属于良性刺激，而快速失活是由神经元的支持细胞完成的。这种细胞叫神经胶质细胞，能迅速地吸收谷氨酸并将其转化为无害的谷氨酰胺。相应地，如果谷氨酸不能迅速被清除，神经元就会受到过度刺激，最终因枯竭而死。通俗地说就是，好事过头，反而成了坏事！因此，任何增强谷氨酸信号的方式，其实际结果都可能增加肌萎缩侧索硬化的患病风险。以下这些都会增强神经元内的谷氨酸信号：接触类谷氨酸样毒素、对谷氨酸清除系统的破坏、扩大谷氨酸的释放（比如癫痫发作）、去除谷氨酸清除细胞。例如，保罗·考克斯的科研团队发现，接触了一种叫作 L-BMAA（β-甲胺基-L-丙氨酸）的谷氨酸-m 毒素亚胺化分子与关岛人的肌萎缩侧索硬化发生有关。结果表明，L-BMAA 的来源是蝙蝠，这是关岛的美味佳肴，蝙蝠在吃了含有 L-BMAA 的苏铁科植物的种子后，其体内的 L-BMAA 含量增加了。然而，在关岛以外，全世界的许多人也可能接触到 L-BMAA，这不是因为我们吃蝙蝠（我们大多数人不吃），而是因为我们接触到了蓝藻（一种产生 L-BMAA 的细菌，通常生活在湖泊中）。

幸运的是，考克斯博士和他的同事已经开发出一种有潜力的治疗 L-BMAA 中毒的方法，目前正在进行临床试验。这种药物被称为 L- 丝氨酸，每天服用 30 克的剂量，它与 L-BMAA 竞争，从而降低兴奋性毒性。由于我们还不知道到底有多少肌萎缩侧索硬化病例是由 L-BMAA 中毒引起的，而且可能还有许多其他致病因素，因此可能需要比 L- 丝氨酸更多的药物才能成功地治疗肌萎缩侧索硬化。尽管如此，这仍然是一个很有希望的方法，希望试验能够成功。

正如前文所说的，造成过多的谷氨酸效应有多种途径——无论是摄入了类似 L-BMAA 的物质，还是干扰了清除谷氨酸的机制，或者其他致病机理。有一种毒素几乎是我们所有人都在接触的，它通过多种机制增加谷氨酸盐，它就是草甘膦，存在于大多数作物上，并且已经进入大多数人的身体中。草甘膦增加了神经元释放谷氨酸的数量，降低了对谷氨酸的清除效果，并且减弱了这个解毒进程。此外，草甘膦具有抗菌作用，会改变肠道微生物群，增加肠道黏膜通透性，从而将细菌成分 LPS（脂多糖）释放到血液循环中，造成谷氨酸毒性增强，因此草甘膦的多重作用是一个相当危险的组合。

肌萎缩侧索硬化还有许多其他致病风险因素，如接触铅、使用他汀类药物、接触农药 DDT、体内睾酮水平低、在发电厂工作、接触化学溶剂或辐射、体内锌水平高、铜缺乏、一些慢性感染等。因此，肌萎缩侧索硬化的最佳治疗方案可能包括解毒（针对金属、有机化学和生物毒素），增加谷胱甘肽，消除已识别的毒素，恢复肠道功能，补充益生菌和益生元，抑制谷氨酸，识别和治疗慢性病病原体，运动神经元营养支持，保护肝脏（在70%以上的肌萎缩侧索硬化患者中，肝脏表现为脂肪肝损伤），降低同型半胱氨酸水平，尽可能停用他汀类药物，优化激素水平，补充外源性酮，减少摄入氨基酸，和抗氧化保护。至于其他类型的神经系统变性疾病，干细胞（例如脂肪干细胞）治疗也可能被证明是有效的。

那么，我们如何着手将每一种神经系统变性疾病的理论以及从流行病学、遗传学、病理学、毒理学、微生物学、免疫学和其他基础研究中收集的大量信息转化为切实有效的个性化治疗方案呢？这就是PRP（患者—研究人员伙伴关系）作为一种高效机制发挥作用的地方了。事实上，生物黑客设想的"通过特定的膳食补充剂、饮食、运动等来改变人体生化结构和生化特性"已经有很多年了，许多非医疗专业的人已经对许多疾病、抗衰老效应、认知功能增强和其他状况进行了自己的治疗。在一个不存在有效治疗方法并且药物试验屡屡失败的领域，这样的民间科学家和民间医生可能会发现新的方法来补充正在进行的研究工作，事实上，在神经系统变性疾病的案例中有许多流传的成功例子。

然而，除了生物黑客的行动之外，在目前的标准治疗中不存在防治方法的前提下，PRP的研究人员与那些对生物黑客感兴趣并且有防治需要的病人进行合作，而且为他们提供了更多的生物技术指导，并且已经证明在治疗认知功能衰退方面，这种合作是成功的，正如本书中一些患者的故事所证明的那样。因此，在标准治疗不提供有效方法的情况下，那些对生物黑客感兴趣的人，可以考虑与富有洞察力的研究者合作，这些研究人员可能是基础研究者、临床研究者或其他知识渊博的专家，正在以经济有效的方式优化疾病的防治。这就是即将到来的"方舟项目"的目标。正如挪亚方舟搭载的是成双成对的个体一样，方舟项目旨在识别极少数个体，这些个体处于其他无法治疗的神经系统变性疾病的早期进程中，比如肌萎缩侧索硬化、路易体病或黄斑变性。然后，该计划将测量该疾病进程中的各种潜在致病因素，就是与每一病理生理变化相对应的各种毒素、代谢变化、营养素、病原体等，并且解决这些致病因素，反复确定是否可以设计出初步的有效治疗方法。最终，同样的方法也可以应用于更多的其他复杂的慢性疾病，如精神分裂症、自闭症谱系障碍、发育障碍和红斑狼疮等。

　　读者可以从我们对神经系统变性疾病发展进程的了解以及由此形成的防治方法中看到治疗前景正在发生巨大的变化。100多年以来，人们对这些没有希望治愈的疾病的病因缺乏了解，单一药物的治疗方法已经屡次失败，需要确定的针对每种疾病发病机理的测试并没有进行，其治疗标准怎么能够制定？而现在这一切终于开始让位于一种更合理、更科学的方法，通过更具针对性的测试，将病人整体作为一个高度复杂的系统进行评估，这个系统复杂的网络故障，原因通常是毒素、病原体、免疫系统活化、生活方式不健康等多种变化，由此进行早期干预、制定个性化方案和对方案反复优化。这是一种根本不同的21世纪的医学类型，将神经系统变性疾病治疗的整个领域都从"没有希望"转向明确可行。

第 12 章

如何建立和维持更好的大脑功能

这个世界需要更多谦逊的天才。我们已经所剩无几了。

——奥斯卡·黎凡特

我够好，够聪明，真该死，大家都喜欢我。

——斯图尔特·斯莫利（电视节目《周六夜现场》剧中人物）

以往，医生们认为，一个人要么得了糖尿病，要么就没得，甚至糖尿病专家也这么认为。就像怀孕一样，要么怀孕了，要么没有。当然，现在我们知道了，早在糖尿病被诊断之前，糖尿病前期就已经存在，伴随着相关的胰岛素抵抗，所以还有一系列高血糖症状和与其相关的代谢性损伤，最终才会导致糖尿病。

同样的误解也发生在诊治阿尔茨海默病上：过去，人们认为在患上阿尔茨海默病之前，病人认知功能"正常"，而"患病"和"正常"并没有明确的定义。幸好，我们现在的观点有了细微的不同。我说"幸好"，是因为阿尔茨海默病前期阶段的漫长，为我们提供了彻底逆转认知功能衰退最直接的机会，正如我们反复观察和记录的那样。从正常认知发展到阿尔茨海默病，这个过程可能需要20年左右的时间，这就意味着有一个巨大的时间窗口，给予我们干预的机会。

但什么是正常状态呢？在被诊断为阿尔茨海默病之前有一段较长时间的轻度损害，对许多人来说，这种表面上正常的认知能力实际上是没有充分发挥其全部潜力。不仅仅对阿尔茨海默病患者来说如此，几乎我们每个人都可以提高自己的认知能力。事实上，"正常"这个概念现在有点吓人。所谓"正常"的人，却患有高血压、高胆固醇血症、胰岛素抵抗，超重，患有肠瘘，至少服用一种处方药（20%的人服用5种或更多），可能服用他汀类药物、抗高血压药物或质子泵抑制剂，还可能缺锌、镁、硒和碘。这种所谓的正常不太可能表现出最佳认知状态！

某种程度上，所有人都会受到各种因素的影响，而其中有一些人受到的影响更为严重。这些因素包括不良饮食习惯、不健康的生活方式、不理想的睡眠质量、与自己没有意识到的化学污染物（包括空气污染物）和生物毒素接触、失调的微生物群、对大脑刺激不足、隐匿的病原体、一定程度的持续炎症、脑血流量不足、氧合不足，以及许多其他不良因素。每种都在我们个人基因组和表观基因组的背景下发挥作用。我们逐渐意识到，大多数人新陈代谢水平都欠佳，具体来说就是承受着胰岛素抵抗、不太理想的血脂谱、排毒途径堵塞、肠道微生物群不平衡等问题。我们越来越意识到，绝大多数人都存在着一种"正常"的认知状态，而这种认知状态远远不是最佳状态。

这听起来可能不太好，但其实也是个好消息。我们目前的认知功能如果不够理想（事实上每个人都是如此），那么就有了改善的空间。我们几乎都在使用功能欠佳的大脑，这说明我们都有机会变得更加敏锐。

毕竟，认知是人类最重要和最必要的能力。"正常"认知与优秀认知之间的区别，是现状与创新之间的区别，是不断增加问题与找到解决方案之间的区别，是失败与成功之间的区别。因此，增强认知功能具有深远的意义：改善工作，改善情绪，减少事故，减少错误，更好的构想，以及总体上更丰富、更成功的生活。这适用于从 20 多岁到 90 多岁（甚至更大的年龄）的每个人。本质上，我们对"保持健康"的真正含义有了一个新的认识，因为我们的检查更加全面和自动化。我们现在可以前所未有地测定自己的健康水平、面临的风险和系统功能状态，并可加以改善，从而对认知能力、免疫系统、多种年龄相关性疾病等诸多方面产生显著影响。

卡姆是一名 49 岁的男子，他的妻子出现了认知功能衰退，于是开始采用 ReCODE 治疗方案，他陪同妻子一起做出改变，进行检查与管理。虽然卡姆没有认知方面的问题，但在接下来的几个月里，他的体重减轻了 20 磅，并且能够注意到自己精力明显增强了，情绪得到了改善，注意力更集中，记忆力也变得更好。

他的工作表现有了显著的进步，年轻的同事也在问他到底做什么能变成他这样。

到目前为止，你已经读完了所有的方法：生酮活动 12+3 饮食法、压力管理、锻炼和改善睡眠的技巧。以上所有方法都适用于你。这些方法会帮助你过上更好的生活，而且无论你目前的状态如何，利用这些方法都会让你的认知状态得到调整。从这个意义上说，本书全书都在讲增强认知能力。不过，在本章，我们将更进一步。我们探索了对神经递质、第二信使 [①]、突触结构、营养因子、线粒体能量，以及数十个其他研究标的的影响，这是所有人都可以利用的庞大医学武器库，可以将大脑功能提升到一个新的更高的"正常"水平。

我们在这里谈论的大脑功能提升，与许多人在精力匮乏时寻求的那种短期大脑刺激是完全不同的。短期的大脑刺激可以看作即兴的大脑黑客，就像阿德拉、可卡因或苯丙胺所起的作用，兴奋感很快会消失，甚至会使大脑功能变得更糟糕。毒品会导致上瘾，有毁灭性的副作用。我们在寻求的是一种更健康、更可持续的大脑功能增强方式。增加胆碱能支持、增加脑源性神经营养因子、优化激素水平、优化肠道微生物群等，通过调整这些方面的生理参数，可以实现大脑功能的长期改善。一个以正确的方式强化的大脑，这种强化状态应该是连续的，

---

① 激素是第一信使，传递生物信号到细胞内，再由细胞内的传递介质，即第二信使，传导信号，触发生理变化。——译者注

可以成为可持续的平衡的生活方式中的一部分。采用正确方法要比大量用药付出更多的努力，但会得到你真正想要的改变。

要提高记忆能力和整体认知水平，需要哪些支持呢？有一个古老的神经科学原理是"一起放电的神经元将连在一起"[①]，这意味着重复的输入和输出的关联可以强化神经回路。实际上，也就是说重复将有助于记忆功能的创建和维护，无论这些记忆功能是用于学习新语言、使用新智能手机或学新乐器，还是用于其他学习任务或信息处理。我们在学习的时候，希望优化所有对学习有帮助的因素，就像在建房子时希望拥有正确的蓝图、最好的工人、最高质量的建筑材料、建筑许可证等。让我们来看看如何才能最好地打造自己的记忆功能吧。

为了创建和维持那些形成和保留记忆所需的突触连接，我们需要适当的大脑化学物质来支持突触的连接和激发。这听起来很简单，但是大脑依赖的是一个高度复杂的供应系统，这个系统中有神经递质、神经营养因子和神经元轴浆运输。神经递质是一种介导神经元间信号的化学物质。神经营养因子可滋养神经细胞，并支持新突触的形成，建立神经元之间的暂时性连接。神经元轴浆运输是一个多阶段过程，神经元的轴浆沿着轴突运输细胞器和分子资源，轴突是神经元的长尾，可以传递大脑内的电信号。到这里，只是这个系统运转的开始。

---

① 这个原理又被称为"赫布定律"，是对神经突触可塑性基本原理的描述，简单说来就是"熟能生巧，用进废退"，神经回路反复使用得越多，就越能够恢复和生长。——译者注

之后系统运转的其他步骤包括将激发的信号最小化，调节线粒体膜电位和功能、离子稳态、蛋白质折叠、支持细胞（如星形胶质细胞和小胶质细胞）的功能、髓鞘形成（包裹在神经元周围的脂肪绝缘层），以及对许多其他关于优化脑功能至关重要的参数的控制。

所有这些活动都支持着 1 000 亿个脑细胞，这些脑细胞可以实现大约 500 万亿个连接。然而，与现代数字计算机相比，大脑的处理速度相当有限，仅为每秒 60 比特。与计算机相比，人脑利用资源的方式有很大的不同，但两者之间有一个基本相似之处：处理速度越快，意味着能力越强。大脑训练有助于充分利用那每秒 60 位的信息。抗衰老技术也很重要，因为大脑的处理速度和活跃连接的数量与实际生物年龄密切相关。

如何建立和维持更好的大脑功能？

增强大脑功能，就要制定我们在上文提到的预防认知功能衰退的基本方案：干净的饮食、充足的运动、高质量的睡眠和避免长期压力（相比之下，解决急性压力几乎不会造成损害，还可能是有帮助的，解决急性压力的过程被称为毒物兴奋效应）。此外，大脑训练计划对于磨炼你的思维过程既有趣又有用，可以选择一个拥有大量科学依据支持的应用程序，该程序应包括许多关于记忆、处理速度、执行功能和其他认知技巧的项目，例如 BrainHQ、Elevate 等。对于很多人，特别是二三十岁的年轻人来说，一些基本训练可能就足够了。你可以根据认知功能检查来判断——对认知功能和认知风险关键参数进行评估的血液检查，并结合简单的在线认知测试。40岁以后，最佳认知功能衰退的风险因素会增加，因此可能需要采取一些更积极的干预措施。

现在这种干预是可以做到的，因为我们能够研究和自查，这在以前是做不到的。随着检查变得越来越全面和自动化，我们对"保持健康"的真正内涵有了新的认识。我们不再需要满足于将健康定义为"没有生病"或者"没有受到损害"。跟以前不一样，我们现在可以确定自己的健康状况，将其与应该有的健康状态进行比较并加以改善。这种有针对性的基于数据的方法，正在对包括免疫系统疾病、许多年龄相关疾病在内的病症各个方面产生显著影响。当然，这种方法也对认知功能产生了影响。

增强大脑的第二步，是了解相关膳食补充剂及营养素的作用机制，进行合理、科学的补充（请在专业医生的指导下进行）。我们在下文概述了一些主要关注点。

- 乙酰胆碱可以增强神经传递：这种神经递质对于神经元之间的信息传递至关重要。
- 提升环磷酸腺苷水平：单磷酸腺苷（AMP）是大脑可塑性的重要信使。
- 优化谷氨酸与GABA（γ－氨基丁酸）的传输：谷氨酸是人体内最常见的神经递质。GABA能够抑制神经元的过度信号传导。若谷氨酸含量超过GABA，则与焦虑、抑郁、不安、注意力不集中、头痛、失眠、疲劳和疼痛敏感性等的症状加重有关。

- 支持线粒体功能：线粒体是体细胞内的能量生产单位（细胞器），对认知功能乃至所有新陈代谢都至关重要。来自分解脂肪组织的内源性酮类，可转化为乙酰辅酶A并由线粒体代谢。外源性酮类（如酮类的盐或酮类的酯）也能够提供能量，但缺乏内源性酮类的一些优势，如相关的抗炎作用。目标是创造新陈代谢的适应性，使线粒体可以代谢碳水化合物、脂肪、酮类。

- 补充多巴胺以支持神经传递：在大脑中，多巴胺是一种主要的信号分子，它与强化某些行为的"奖赏"途径密切相关。多巴胺产生细胞的丢失导致了帕金森病。对产生多巴胺有帮助的膳食补充剂包括酪氨酸和苯丙氨酸（两种必需的氨基酸）以及维生素 B_6。

- 支持突触结构：健康的大脑依赖于坚固的细胞基础结构。为了帮助维持神经元的物质状态，可以补充DHA等，DHA是一种 $\Omega-3$ 脂肪酸，存在于鱼类，尤其是冷水鱼中。

- 提高注意力集中度。补充有助于提高思维能力的膳食补充剂，如泛酸（维生素 B_5）。

- 提高脑源性神经营养因子水平：它是一种必需的蛋白质，可以促进体内神经元的形成和维持。除补充相关膳食补充剂外，还有一种简单而愉快的方法既能增强这种营养因子，也能获得许多其他生理和心理方面的益处，那就是常规性锻炼，以及一些强化性的训练，如加压运动。

- 增强神经生长因子：与脑源性神经营养因子一样，神经生长因子对神经元的生长、维持和存活至关重要。促进神经生长因子的膳食补充剂包括猴头菇（狮子鬃蘑菇）、乙酰左旋肉碱和肠道微生物群中的特定菌株（例如一些双歧杆菌），服用益生菌可以促进这些菌株的生长。

- 增强 SIRT1（一种去乙酰化酶）：最近的研究表明，这种蛋白质会刺激细胞的自体吞噬，在实验动物中引发了抗衰老反应。作为一种抗衰老介质，它正在得到更广泛的探索。它还增强了淀粉样前体蛋白的突触可塑性信号，具有抗阿尔茨海默病的效果。

- 促进血液循环：银杏叶提取物已被证明可以通过刺激一氧化氮的生成来增加血流量，一氧化氮可扩张血管。L-精氨酸、Neo40、甜菜根提取物和芝麻菜也能增加一氧化氮。

- 改善情绪：在某些情况下，我们可以不使用具有明显副作用的常用药物，有更多的方法能够直接达到想要的效果。藏红花便是一种天然的抗抑郁剂。

- 减少长期压力：强烈的压力和决心，是我们所有人都要面对的，这并不会损害认知能力，但持续不断的长期压力与脑萎缩相关。有很多方法可以解决这个问题，冥想、瑜伽、社交、音乐、森林浴（日本一种放松的技巧）等，任何能带给你快乐、放松和满足感的方法都可以。

- 优化甲基化作用：甲基叶酸（属于B族维生素的营养素）等都有调节甲基化的效果，甲基化对于表观基因组及其特定基因的读出、解毒等过程至关重要。

- 减少炎症反应，并对适应性免疫提供支持：正如我们之前提到的，炎症与认知功能衰退密切相关。许多膳食补充剂可以帮助你控制炎症反应和之后炎症带来的影响。姜黄素、生姜和南非醉茄都被证明是有效的。

如第 10 章所述，解决正在持续的炎症反应也很重要，这可以通过专门的促分解介质（SPM）或高剂量 Ω–3 脂肪酸（2 克至 4 克）来实现，并消除炎症来源，无论是来源于肠瘘、代谢综合征、慢性感染还是其他疾病。低剂量纳曲酮也有助于优化免疫功能和减轻炎症反应。对特异性免疫的支持，包括补充锌（锌缺乏很常见）和维生素 D，并且考虑补充槲皮素、R– 硫辛酸和活性己糖相关化合物（AHCC）。

- 加强排毒，将毒素水平降至最低：如第 10 章所述，有很多方法可以减少体内的毒素负荷量。当然，找到并消除所接触的毒素来源是至关重要的。萝卜硫素（存在于卷心菜和花椰菜中，常见抗氧化剂）、谷胱甘肽（常见抗氧化剂）有助于身体排毒，高纤维饮食和饮用过滤水也有助益。
- 改善胃肠道功能：越来越多的研究明确表明，人体微生物生态系统对身心健康至关重要。摄入富含发酵食品、植物蛋白、膳食纤维的饮食，会有助益。减少毒素负荷，尽量减少抗生素和抑制微生物的药物也很重要，如尽量减少使用质子泵抑制剂。

- 改善营养状况：除了个别的膳食补充剂，应该努力在饮食中实现全面的营养均衡。保持体内高水平的维生素 B_{12} 的人比中等或低水平维生素 B_{12} 有更好的认知能力。

- 对于抗氧化状态的优化：有种普遍的观念认为，抗氧化剂吃得越多越好，但是这种观点过于简单了。实际上氧化剂和抗氧化剂在体内达到平衡才是最佳的。应根据每个人体内生物化学的特点选择性地补充抗氧化剂，比如维生素 E、谷胱甘肽、维生素 C、萝卜硫素等。

- 禁食：禁食有许多有益的效果，可以促进进入营养性酮症状态、改善血糖控制、提高胰岛素敏感性、改善脂质状态、改善血压、增强自体吞噬和线粒体自噬等。因此，禁食是大脑食物金字塔的基础（从晚餐结束到次日早餐或午餐开始至少间隔 12 小时，从晚餐到就寝至少间隔 3 小时）。

- 监测：如第 10 章所述，我们现在可以使用许多的跟踪工具，可以跟踪血氧、酮类、睡眠质量和时长、心率等的变化。对于治疗方案的调整，需要特别注意血氧水平、心率的变化、酮类水平、血糖水平、睡眠质量和时长、营养素水平、运动时间和血管弹性。

- 优化激素状态：对我们大多数人来说，优化饮食、运动、睡眠、压力水平和体内微生物群，会有助于身体产生较高的激素水平，如雌二醇、睾丸素、孕酮等激素的水平。然而，对于某些人来说，由于自身免疫反应（例如慢性淋巴细胞性甲状腺炎可导致甲状腺激素水平降低）、毒性反应、简单碳水化合物或其他原因导致的一种或多种激素水平的降低，认知能力会受到影响。在医生的帮助下，将这些降低的激素水平恢复到最佳状态常常有助于提高认知能力。

- 口腔健康和口腔微生物组：口腔微生物组中的微生物在大脑病变、心脑血管硬化甚至癌症中都有相当显著的表现，表明这些微生物在全身有着广泛的传播，包括对大脑和认知的影响。优化口腔微生物组首先做专业口腔检测，看看是否存在牙龈卟啉单胞菌、牙密螺旋体、具核梭杆菌和中间普氏菌等病原体。如果发现这些病原体的水平很高，可以用针对性的牙膏、漱口水，以改善口腔微生物群，然后使用益生菌牙膏。如果有牙龈炎或牙周炎，建议咨询口腔科专家。

- 功能基因组学：全基因组测序已经变得非常便宜了，在不久的将来，这应该能够成为对于任何方面的健康评估标准。然而，即使是部分的基因组测定也可能非常有用，也有助于提供载脂蛋白基因状态、阿尔茨海默病风险、毒素水平（以及与毒素相关疾病的风险，比如痴呆）、血管风险、血栓形成的倾向以及其他健康参数数据。

- 短期干预措施：如前文所述，使用药物进行短期过度激活可以提高认知能力，但这是有代价的，会产生成瘾、疲劳和血管炎等长期影响。可选择更安全的短期替代品，如阿莫非尼（抑制嗜睡）。

- 展望未来：这个领域可能即将出现令人兴奋的突破，使我们增强认知的能力得到提高，如靶向益生菌技术、微生物组评估技术、CRISPR（规律间隔成簇短回文重复序列）技术、视网膜淀粉样病变成像技术（淀粉样蛋白的积累开始于阿尔茨海默病诊断前 20 年左右，这项技术提供了一个很好的阿尔茨海默病早期预警系统）。

对于大多数人来说，付诸实际操作后，正常认知能力将会得到增强。比如统计的那 8 000 万美国人，因为存在着某种程度的胰岛素抵抗，所以在改善了胰岛素抵抗之后，其认知能力得到了提高。而对于其他一些人来说，睡眠的时长和质量可能都不处在最佳状态，那么优化睡眠就可以提高认知能力。对于有长期压力的人来说，应该进行有效的生活方式管理。其他原因，还包括由肠瘘引起的轻度慢性炎症、运动量太少、轻度心脑血管疾病、激素水平不理想、饮食中缺乏胆碱或维生素 D 等。优化这些影响大脑的关键因素，将使得我们所有人在未来几十年内都能够保持大脑敏锐。

第 13 章

这场巨变不会被报道，也不会有补偿

一开始，变革看上去是不可能发生的，但在发生之后，
就变成不可避免的了。

  革命在某种程度上就相当于人类社会的地震，是大规模的、
致命性的构造变化。在革命过程中，意识形态和统治方式发生了
变化。革命造成的死亡人数超过了最严重的地震。美国独立战争
导致 3.7 万人死亡。法国大革命中，大约 4 万人逝去。墨西哥
革命，死亡人数达 50 多万。还有俄国革命，死亡人数在 500 万~
900 万。但是，与正在进行中的医疗变革相比，这些令人警醒的
数字相形见绌。这一点真是太令人惊讶了，因为大多数人根本不
知道这场医疗变革。此外，在大多数变革当中，变革者和执政人
员是在斗争中死亡的主要群体，但是在当前的医疗变革中，伤亡

者是你和我以及其他许多病人，而不是变革者或执政者。而且令人失望的是，无论医疗现状多么低效，当前的执政者都不太愿意考虑改变它。

1910年，距今100多年前，亚伯拉罕·弗莱克斯纳就撰写了一份里程碑式的报告，现在被称为《弗莱克斯纳报告》。这份报告被认为是业界《圣经》，对当时的美国医学教育造成了重大的影响。它的影响一直持续到今天，这在美国医学教育史上是前所未有的。

为了调查美国的医学院，弗莱克斯纳访问了当时在美国培养医学生的全部155所学校，对一些教学做法感到震惊。不同学校的课程设置和教育质量差异很大，入学要求也是如此。在许多学校，对盈利的追求似乎超过了教育目的本身。

弗莱克斯纳建议美国的医学院要向欧洲的同行看齐，要更注重医学科学的基础教育，要有更加严格的入学要求、更多的实践经验积累、更多的教师从事研究工作，并且加强国家对医生执照的监管。他还建议关闭80%的医学院。结果是超过50%的医学院最终关闭。

毫无疑问，《弗莱克斯纳报告》极大地改进了美国的医学教育。然而在某些方面，这是一份非常陈旧的文献。例如，这份报告建议禁止非裔美国医生治疗白人患者，并且除两所医学院以外，所有历史上培养过非裔美国医生的医学院都应该关闭。尽管《弗莱克斯纳报告》初衷是好的，比如更严格的入学标准和对学生的培训更加以患者为导向，但它是时代的产物，在实际行动中它施加了一些限制，没有预见到自 1910 年以来的社会、科学和医学的进步。

想象一下，弗莱克斯纳在 1910 年去评估航空业（好吧，第一次商业飞行发生于 1914 年，但你明白我想表达什么），并建议所有未来的航空公司都要飞带着最先进的启动装置的双翼螺旋桨飞机。与弗莱克斯纳在 1910 年无法预测飞机旅行一样，实际上，他在对医学院的评估中，也无法预料到会出现系统生物学、大数据、人类基因组、互联网、远程医疗或精准医学。

医生联盟

计算机软件和工程技术日新月异的进步大家有目共睹，而现在的医疗教育却处在一个世纪之前的状态，我们只需要将两者进行一个比较，就可以了解当下为什么正处于历史上最激烈的医疗变革之中。《弗莱克斯纳报告》制定于 1910 年，之后从未更新过，到现在我们仍然据此来培养那些掌握着生命的医生，但是苹果手表现在已经更新到第 6 代①了。医学院如今是一辆原始老旧的大蓬马车，但是在社会中已经根深蒂固，因此它们的运行不容置疑。

弗莱克斯纳更专注于方法论，更关注如何培训新医生而不

---

① 截至 2021 年底，苹果手表已更新到第 7 代，文中为作者著书时最新一代。——编者注

是疗效，其理念是：严格统一的培训将带来最佳疗效。然而，在1910年能带来最佳疗效的治疗方法与如今的要求已经相去甚远。针对1910年提出的建议，什么时候更新合适呢？1920年？如果真是1920年就要更新的话，那现在看，更新也晚了100年。在某种程度上，疏于更新是一件很荒谬的事情，并且对医学培训产生了反作用。

1910年，一个普遍问题是庸医盛行。学校招收的是不合格的考生，没有提供严格的培训，使用的是未经证实的替代治疗方法，并且仅仅是为了赢利而强行通过学生的考核，庸医盛行也就不足为怪了。这些庸医使用无效的治疗方法，无法使患者病情得到改善。《弗莱克斯纳报告》的推出减少了当时的医疗骗局。现代的医生明明可以选择有效的治疗方法，但还是继续采用过时的、无效的治疗方法，不能使患者病情得到改善，我们应该怎么称呼这些医生呢？他们也会被叫成"庸医"吗？

正如我前面提到的，我女儿患上红斑狼疮并且接受了两位国际专家的会诊，他们都不知道孩子为什么会患上红斑狼疮，也不知道应该提供什么治疗（除了病情恶化时使用类固醇）。后来我们带她去看了功能医学的医生，确定了她的病因，并成功地治疗了该疾病（女儿已经10多年没有出现症状了）。我们想知道，这些所谓的"专家"算是庸医吗？"替代医学"的医生实际才是专家吗？如果仅仅根据疗效去贴"庸医"或"专家"的标签，那么这个说法就是公平的。

除了红斑狼疮，我在医学院学习的许多疾病，都没有能够发现确切的病因或者找到有效的治疗方法，比如阿尔茨海默病、帕金森病（仅有对症治疗方法）、额颞叶痴呆、路易体病、血管性痴呆、肌萎缩侧索硬化、慢性创伤性脑病、进行性核上性麻痹、皮质基底节变性、视网膜黄斑变性、孤独症、精神分裂症、注意缺陷障碍（ADD），还有许多自身免疫性疾病和炎症性疾病，如炎症性肠病、干燥综合征和硬皮病（系统性硬化症）。

医学的诊疗标准无法确定这些疾病的病因，也不能提供有效的治疗。相反，替代医学，如功能医学和中西医结合，专注于对疾病病因的分析，而针对病因的治疗往往能够取得成功。我们只关注疾病的生物化学结构和特性，我们对阿尔茨海默病分子机制的研究直接带来了 ReCODE 治疗方案，这更像是替代医学，而不是标准的对抗疗法。这是《弗莱克斯纳报告》中没有预料到的情况，我作为一名受过正规专业培训的神经科医生，对此感到非常意外。

就如黑格尔指出的，正反观点最终会合一，所以对抗疗法和替代疗法这两种截然不同的方法应该促使医学获得进步，对吗？不幸的是，当标准诊疗无法有效治疗疾病的时候，要得到更有效的替代方法，并不是要改进标准诊疗，而是要想尽办法停用有效的方法。保险公司不会为新的有效治疗方法支付保费（原因当然是没有这样做的动机，如果能够不增加保险范围，利润就会更多），但一直在报销更昂贵、更低效的药物治疗方法；执业医生们太忙了，没时间学习新的治疗方法；制药公司专注于赢利的单一药物疗法。我们都受到了系统中巨大惯性的影响。

如果想建立一个阻止创新和开发新疗法的系统，需要怎么做呢？可能是专注于慈善事业，以榨干那些对新疗法感兴趣的人和资金，雇用顾问与潜在的创新者竞争（因此它无公平可言），然后接受非客观的营利性组织的支持，从舆论上批评新方法，并支持那个一再失败的过时治疗方法。换句话说，如果想建立一个阻止创新和新疗法的体系，很难比我们现有的一些基金做得更好。

所有这一切的借口都是新方法"未经证实"，但这就像是在说："我更喜欢已经知道的不管用的东西，而不是一些可能成功的机会。"这不是一个有爱之人应有的反应。这是误入歧途的利己主义者和利益驱动者的反应，导致了无数不必要的疾病和死亡，其中包括数十种复杂的慢性病。

很多年前，在完成神经科的学习培训后，我的一项工作就是评估那些正在为各种神经性疾病找保险公司理赔的病人。一名患者过来评估，原因是他抱怨自己已经无法走路了。在检查的时候，我很清楚，他不能走路，并没有神经方面的原因，我把这一点写进了评估记录。几周之后，我接到一个电话，来电者自称是一名社工，一直在帮助那个我检查过的病人申请保险理赔。这名社工打电话来提醒我，病人收到了保险公司的一封信，信中引用了注有我姓名的检查报告，并以此为由拒绝了这位病人的保险索赔。这让那个病人非常生气，说要杀了我。社工打电话来告诉我，病人正在找我的路上。这个消息把我吓坏了。我问社工："他是怎么来的？"回答是："走着来的。"

我相当肯定，这件事情的可笑之处因为一个行走的"杀人犯"而完全消失了，但是我已经不想继续考虑这个问题了，而只想离开这个他可能知道的地方躲起来。我给警察打了电话，警察告诉我说："我们没办法帮你，因为他只是说要杀你。但是别担心，如果他真的动手了，我们会抓住他的。"太好了，这对我的帮助可真大。

好消息是，这个病人经过考虑最终放弃了他的计划，在发泄一通怒火以后，决定不杀我了。几周之后，我接到了另一个社工的电话，说有位病人认为我的评估做得很好，我是一个好医生，还问我可不可以做他的私人医生。之前发生的事情可不是我编的故事。

这个事例反映出，真实情况可能是非常危险的东西，有的时候必须谨慎地说出来。真理常常与共识背道而驰，而且当真理与共识背道而驰的时候，坚持将真理置于集团政治之上的人就会倒霉！迈蒙尼德 [①] 说："真理不会因为整个世界都认同它而变得更真实，也不会因为全世界都反对它，而变得更不真实。"很明显，迈蒙尼德不是在与医疗机构、大型制药公司或医疗集团打交道。

上周我接到了一位记者的电话，她说收到了一家医学杂志的约稿，目的是准备"投诉"我们开发的 ReCODE 治疗方案。作为一名经验丰富的记者，她打这个电话，是想了解当事双方各自的说法。另一位能力比她差得多的记者之前写了篇只涉及事件一

_____

① 迈蒙尼德是中世纪极具影响力的哲学家。——编者注

个方面的文章（该文在高中新闻课上就应该不及格）。虽然我很欣赏这位来电记者的职业水准，但觉得奇怪的是，对于一种本来无法治愈的疾病，当有人指出有希望时，这家杂志竟然想发表一篇"投诉"的文章。直截了当地说就是，这本杂志在暗示，如果一个有认知功能衰退的病人去了一家按照标准治疗的诊所，被告知没有希望了，这个病人就应该回家去等死。难道就没有人投诉等死这件事吗？另外，多年研究第一次表明，确实出现了希望，而且多种已经发表的资料都对此有记录，有数百人得到了改善，这值得去投诉吗？也许更好的方法是，在投诉前先去与那些好转的患者聊聊，询问他们是否需要投诉？

在阿尔茨海默病治疗领域发生的事情，是整个医学领域现状的一个缩影。有两种相互竞争且根本不同的方法，这两种方法缺乏整合，会反复伤害患者。这场变革虽然没有人注意到，但确实相当激烈。

在医学领域，真理和认可度之间的距离正在拉大，这对我们的健康是有害的。这个距离是由财政、政治和影响力拉大的，正是这种不断拉大的距离推动着变革的进程。要想取得成功，就需要制定政策，不断地缩小这个距离。我们应该关注患者的治疗效果，而不是过时的论文、药品利润或医药公司的股价。

这场变革仍在继续，好消息是，变革的最终成功将为我们目前恐惧的疾病在治疗方面带来巨大变化，而如今正在夺走生命的许多慢性疾病将变得可预防、可控制，患病人数也会大量减少，其中包括神经系统变性疾病、精神疾病、慢性炎症和自身免疫性疾病。

这种 21 世纪的治疗方法，将结合每位患者的根本病因，基于计算机的全基因组测定和生物化学分析，以及应用程序的纵向功能分析和个性化精准治疗方案，使目前无法治愈的慢性病变成是可以避免的，而不是没有选择的。

传播学大师马歇尔·麦克卢汉有句名言"媒介就是信息"，指的就是我们不仅从信息本身接收资讯，媒介本身也是一种信息，无论是报纸、电视、电脑还是其他媒介。而在当前的医疗变革中，传播媒介已经不仅仅限于印刷出版物，甚至还超越了电视和互联网。这场医疗变革的传播媒介是健康期、脑力期和寿命，实际也就是生命本身。

致 谢

我要对那些对抗认知功能衰退的人表达感谢和钦佩之情，你们凭借毅力和自律接受了这种全面的精准医学的治疗，确实为之后的人铺平了道路。还要感谢你们的家人、医生和健康管理师，他们共同减轻了以后如此多人对痴呆的心理负担。

我还要感谢一位出色的医生，就是我的妻子艾达，她一直致力于改善患者的生活，还有我们可爱的女儿塔拉和特丝。特别感谢戴安娜·梅里安和伊万提亚基金会，我要向他们的愿景、承诺、持续的热情和指导表示感谢。我很感谢菲利斯和吉姆·伊斯顿，他们致力于改善阿尔茨海默病患者的生活。我也很感激凯瑟琳·格尔、玛茜、杰西卡·勒温、赖特·罗宾逊、陈颂雄博士、道格拉斯·罗森伯格、贝丽尔·巴克、达格玛和戴维·杜比、小斯蒂芬·D.贝克特尔、汤姆·马歇尔和约瑟夫·德朗基金会、比尔·贾斯蒂斯、戴夫和希拉·米切尔、乔什·伯曼、马库斯·布莱克莫尔、山田秀夫和杰弗利·利普顿。

我们对神经系统变性疾病的研究，以及对研究最后转化成的治疗方案，如果没有得到顶尖科学家和一流医生的帮助，是不可能做到的，他们是斯坦利·普鲁西纳教授、马克·赖顿校长、罗杰·斯佩里教授、罗伯特·柯林斯教授、罗伯特·菲什曼教授、罗杰·西蒙教授、维斯瓦纳特·林加帕教授、威廉·施瓦茨教授、小肯尼斯·麦卡蒂教授、J.理查德·巴林格、尼尔·拉斯金、罗伯特·莱泽、西摩·本泽、埃尔基·罗斯拉蒂、李·胡德和迈克·默泽尼奇。

特别感谢德川秀之导演和摄影师伊万·科瓦奇拍摄的纪录片《你最重要的记忆是什么？》（*What Is Your Most Important Memory?*）。

我也要感谢正在推动医药保健领域变革的功能医学界的先驱和专家：杰弗里·布兰德博士、戴维·帕尔马特、马克·海曼、迪安·奥尼什、里奇·休梅克、尼尔·内森、约瑟夫·皮佐诺、萨拉·戈特弗里德、戴维·琼斯、帕特里克·哈纳韦、特里·沃尔斯、斯蒂芬·冈德、阿里·沃伊达尼、普律当丝·霍尔、汤姆·布赖恩、克里斯·克雷瑟、玫琳凯·罗斯、埃德温·阿莫斯、安·海瑟薇、凯瑟琳·图普斯、黛博拉·戈登、杰拉琳·布罗斯菲尔德、克里斯汀·伯克、吉尔·卡纳汉、苏珊·斯卡拉、玛丽·阿克利、桑吉亚·施威格、莎伦·豪斯曼·科恩、内特·伯格曼、金·克劳森·罗森斯坦、韦斯·扬伯格、克雷格·塔尼奥、戴夫·詹金斯、米基·奥库诺、埃尔罗伊·沃伊达尼、克里斯·夏德，健康管理师艾米莉·阿莫斯、阿尔蒂·巴达维亚和苔丝·布来得森，以及来自美国和其他 10 个国家的 1 700 多名医生，他们参与了本书中描述的治疗方案，并对其做出了贡献。此外，我还要感谢兰斯·凯利、冈田昭、比尔·利帕、斯科特·格兰特、瑞安·森志、埃克塔·阿格拉瓦尔、克里斯汀·科沃德、卡罗莱纳·科里奥斯、简·康奈利、露西·金、梅丽莎·曼宁、凯西·柯里、蔡斯·肯尼迪、加伦·马卡良，以及阿波罗健康公司的团队，感谢他们在 ReCODE 计算程序、编码和报告方面所做的出色工作。致谢达林·彼得森和生命季节公司的团队。感谢高近藤和山田养蜂场的团队。

30 年来的多次实验让我们第一次逆转了认知功能衰退。我要感谢沙鲁兹·拉比扎德、帕特里克·梅伦、瓦尔盖斯·约翰、拉莫汉·拉奥、帕特里夏·斯皮尔曼、吉瑟斯·坎帕尼亚、罗韦娜·阿布伦西亚、凯万·尼亚齐、钟立涛、阿列克谢·库拉金、达西·凯恩、卡伦·博凯、克莱尔·彼得斯利布、维娜·森达卡拉、维罗妮卡·加尔万、莫莉·苏萨格、亚历克斯·马塔利斯和布来得森实验室的所有成员，包括现在和过去的，以及我在巴克老龄化问题研究所、加州大学旧金山分校、桑福德·伯纳姆·普雷比斯医学发现研究所和加州大学洛杉矶分校的同事们。

感谢沙鲁兹·拉比扎德、帕特里克·梅伦、迈克尔·埃勒比、戴维·格林伯格、约翰·里德、盖·萨尔维森、塔克·芬奇、努里亚·阿萨穆特、金和罗布·罗森斯坦、埃里克·托尔和卡罗尔·阿道夫森、山口茜、朱迪和保罗·伯恩斯坦、贝弗利和罗兰·布尔曼、桑迪和哈兰·克莱曼、菲利普·布来得森和安德里亚·孔蒂、黛博拉·弗里曼、彼得·洛根、桑迪和比尔·尼科尔森、斯蒂芬和玫琳凯·罗斯、玛丽·麦克埃克伦和道格拉斯·格林。

最后，要感谢与我合作编写本书的杰出团队：帕克芬的文学代理人约翰·马斯和塞莱斯特·芬恩；企鹅兰登书屋的编辑卡罗琳·萨顿，出版商梅根·纽曼和艾弗里图书公司。

注 释

前言：失败的转化

VIII 经过多组同行评议的论文批驳了这个说法：Tiia Ngandu 等人（2015 年）。"A 2 year multidomain intervention of diet, exercise, cognitive training, and vascular risk monitoring versus co ntrol to prevent cognitive decline in at-risk elderly people (FINGER): a randomised controlled trial." *The Lancet* 385 (9984): 2255-63. doi:10.1016/ S0140-6736(15)60461-5; Richard S. Isaacson et al. (2018). "The clinical practice of risk reduction for Alzheimer's disease: a precision medicine approach." *Alzheimer's & Dementia: The Journal of the Alz-heimer's Association* 14 (12): 1663-73. doi:10.1016/ j.jalz.2018.08.004.

XI FDA 发布了一份带有"烟雾信号"性质的声明：FDA 工作人员表示有足够的数据支持批准阿尔茨海默病药物后，渤健公司的股价跳升了 42%。*CNBC*, November 4, 2020. https:// www.cnbc.com/ 2020 / 11/ 04/ biogens-stock-jumps-30percent-after-fda-staff-says-it-has-enough-data-to-support-approving– alzheimers-drug-. html.

XIV 谨慎乐观的人和彻底悲观的人：Harrison Price. *Walt's Revolution! By the Numbers.*

Orlando: Ripley Entertainment, 2004.

第2章 黛博拉的故事：父亲和女儿

35 地中海饮食：注意，"生酮活动 12+3 饮食方法"比 MIND 饮食方法更有优势，会引导人体进入酮症状态，这对痴呆患者取得好转至关重要，可以不吃可能会引发炎症的乳制品，并在饮食中去掉可能与肠瘘相关的谷物类。黛博拉虽然没有全然采用"生酮活动 12+3 饮食方法"，但幸运的是，她依然恢复得很好。

第7章 朱莉的故事：祝大家好运

118 我们最近发表了一篇论文，描述了100名遵循相同治疗方案的患者：戴尔·E. 布来得森等人（2018 年）。"Reversal of cognitive decline: 100 patients." *Journal of Alzheimer's Disease & Parkinsonism* 8 (5): 450. doi:10.4172/2161–0460.1000450.

第8章 问题与反驳：负重前行

129 临床结果分别于 2014 年、2015 年、2016 年和2018 年发表：Dale E. Bredesen (2014). "Reversal of cognitive decline: a novel therapeutic program." *Aging* 6 (9): 707–17. doi:10.18632 / aging.100690; Dale E. Bredesen (2015). "Metabolic profiling distinguishes three subtypes of Alzheimer's disease." *Aging 7* (8): 595–600. doi:10.18632 / aging.100801; Dale E. Bredesen et al. (2016). "Reversal of cognitive decline in Alzheimer's disease." Aging 8 (6): 1250–58. doi:10.18632/aging.100981; Dale E. Bredesen et al. (2018). "Reversal of cognitive decline: 100 patients." *Journal of Alzheimer's Disease & Parkinsonism* 8 (5): 450. doi:10.4172 / 2161- 0460.1000450.

第 9 章 错误的观念与假设：对治疗方法的深入分析

134 现在这些所谓治疗阿尔茨海默病的药物提供了一种虚假的安全感：Richard E. Kennedy et al. (2018). "Association of concomitant use of cholinesterase inhibitors or memantine with cognitive decline in Alzheimer clinical trials: a meta-analysis." *JAMA Network Open 1* (7): e184080. doi:10.1001/ jamanetworkopen.2018.4080.

135 单纯疱疹病毒：Ruth F. Itzhaki (2018). "Corroboration of a major role for herpes simplex virus type 1 in Alzheimer's disease." *Frontiers in Aging Neu-roscience* 10: 324. doi:10.3389/ fnagi.2018.00324.

135 HHV-6A：Ben Readhead et al. (2018). "Multiscale analysis of three indepen-dent Alzheimer's cohorts reveals disruption of molecular, genetic, and clinical networks by human herpesvirus." *Neuron* 99 (1): 64–82. doi:10.1016 / j.neuron.2018.05.023.

135 牙龈卟啉单胞菌：Stephen S. Dominy et al. (2019). "*Porphyromonas gingivalis* in Alzheimer's disease brains: evidence for disease causation and treatment with small-molecule inhibitors." *Science Advances* 5 (1): eaau3333. doi:10.1126/ sciadv.aau3333.

135 相关的螺旋体：Judith Miklossy (2011). "Alzheimer's disease—a neuro-spirochetosis. Analysis of the evidence following Koch's and Hill's criteria." *Journal of Neuroinflammation* 8: 90. doi:10.1186/ 1742-2094-8-90.

135 如念珠菌这类酵母菌：Diana Pisa et al. (2015). "Different brain regions are infected with fungi in Alzheimer's disease." *Scientific Reports* 5: 15015. doi:10.1038/ srep15015.

135 各种真菌：Diana Pisa et al. (2017). "Polymicrobial infections in brain tissue from Alzheimer's disease patients." *Scientific Reports* 7 (1): 5559. doi:10 .1038/ s41598-017-05903-y.

137 来自芬兰的 FINGER 研究：Tiia Ngandu et al. (2015). "A 2 year multi-domain intervention of diet, exercise, cognitive training, and vascular risk monitoring versus control to prevent cognitive decline in at-risk elderly people (FINGER): a randomised controlled trial." *The Lancet* 385 (9984): 2255–63. doi:10.1016/ S0140-

6736(15)60461-5.

第 10 章 量化自我与逆转认知功能衰退

145　酮类能够成为葡萄糖的替代能源：Stephen C. Cunnane et al. (2016). "Can ketones help rescue brain fuel supply in later life? Implications for cognitive health during aging and the treatment of Alzheimer's disease." *Frontiers in Molecular Neuroscience* 9 (53). doi: 10.3389/ fnmol .2016.00053.

146　与大脑特定区域的萎缩相关：Nicola Andrea Marchi et al. (2020). "Mean oxygen saturation during sleep is related to specific brain atrophy pat-tern." *Annals of Neurology* 87 (6): 921–30. doi:10.1002/ ana.25728.

147　大多数阿尔茨海默病患者的脑内都存在胰岛素抵抗：Roger J. Mullins et al. (2017). "Exosomal biomarkers of brain insulin resistance associ-ated with regional atrophy in Alzheimer's disease." *Human Brain Mapping* 38 (4): 1933–40. doi:10.1002/ hbm.23494.

148　有 8 000 万美国人存在胰岛素抵抗：Allison Nimlos. "Insulin resistance: what you need to know." *Insulin Nation*, July 25, 2013. https:// insulinnation.com / treatment/ medicine–drugs/ know–insulin-resistance/.

149　检查自己的激素水平：Apollo Health. "Cognoscopy," accessed January 4, 2021. https:// www.apollohealthco.com/ cognoscopy/.

149　脑源性神经营养因子的血清检测：Margaret N. Groves. "Exploring the connection between BDNF and Alzheimer's disease." *ZRT Laboratory Blog*, September 20, 2019. https:// www.zrtlab.com/ blog/ categories/ bdnf.

149　对认知功能改善有效果的脂肪酸，被称为缩醛磷脂：Carissa Perez Olson (2019). "Clinical matters: High–plasmalogen diets and Alzheimer's." *Today's Geriat-ric Medicine* 12 (5): 6. https:// www.todaysgeriatricmedicine.com/ archive / SO19p6. shtml.

152　被证明是一种抗菌肽：Stephanie J. Soscia et al. (2010). "The Alzheimer's disease-associated amyloid β –protein is an antimicrobial peptide." PLOS ONE 5 (3): e9505. doi:10.1371/ journal.pone.0009505.

156 里奇·休梅克博士：Ritchie C. Shoemaker. *Surviving Mold: Life in the Era of Dangerous Buildings*. New York: Otter Bay Books, 2010.

156 尼尔·内森博士：Neil Nathan. Toxic: *Heal Your Body from Mold Toxicity, Lyme Disease, Multiple Chemical Sensitivities, and Chronic Environmental Illness*. Las Vegas: Victory Belt Publishing, 2018.

156 约瑟夫·皮佐诺博士：Joseph Pizzorno. *The Toxin Solution: How Hidden Poisons in the Air, Water, Food, and Products We Use Are Destroying Our Health—and What We Can Do to Fix It*. New York: HarperOne, 2017.

158 干细胞可能有助于突触的再生：Xin–Yu Liu, Lin–Po Yang, and Lan Zhao (2020). "Stem cell therapy for Alzheimer's disease." *World Journal of Stem Cells* 12 (8): 787–802. doi:10.4252/ wjsc.v12.i8.787.

第 11 章 适应与应用：能应用到其他疾病的治疗中吗？

164 睡眠呼吸暂停导致的血氧合饱和度不足：Tiarnan D. L. Keenan, Raph Goldacre, and Michael J. Goldacre (2017). "Associations between obstructive sleep apnoea, primary open angle glaucoma and age–related macular degeneration: record linkage study." *British Journal of Ophthalmology* 101 (2): 155–59. doi:10.1136/ bjophthalmol–2015–308278.

164 任何减少这种剧烈活动所需供给的因素，也会导致黄斑变性风险的增加：Vassilios P. Kozobolis et al. (1999). "Correlation between age–related macular degenera–tion and pseudoexfoliation syndrome in the population of Crete (Greece)." *Archives of Ophthalmology* 117 (5): 664–69. doi:10.1001/ archopht.117.5.664.

167 减弱了这个解毒进程：Stephanie Seneff et al. (2016). "Does glypho–sate acting as a glycine analogue contribute to ALS?" *Journal of Bioinfor–matics, Proteomics*

and Imaging Analysis 2 (2): 140–60. doi:10.15436/ 2381–0793.16.1173.

168 在 70% 以上的肌萎缩侧索硬化患者中：Hiroyuki Nodera et al. (2014). "Frequent hepatic steatosis in amyotrophic lateral sclerosis: implication for systemic involvement." *Neurology and Clinical Neuroscience* 3 (2): 58–62. doi:10.1111 / ncn3.143.

第 12 章 如何建立和维持更好的大脑功能

171 20% 的人服用 5 种或更多：Mayo Clinic. "Nearly 7 in 10 Americans take prescription drugs, Mayo Clinic, Olmsted Medical Center find." *Mayo Clinic News Network*, June 19, 2013. https:// newsnetwork.mayoclinic.org / discussion/ nearly-7-in-10-americans-take-prescription-drugs-mayo-clinic-olmsted-medical-center-find/.

173 生酮活动 12+3 饮食法：Pamela Peak. "What is the Keto Flex 12/ 3 Diet?" *Peak Health*, June 18, 2018. https:// icfmed.com/ what-is- the-keto-flex-12-3-diet/.

175 每秒 60 比特：Fermín Moscoso del Prado Martín. "The thermodynamics of human reaction times." Submitted paper, Cornell University, 2009. https:// arxiv.org/ abs/ 0908.3170.

176 认知功能检查：Apollo Health. "Cognoscopy," accessed January 4, 2021. https:// www.apollohealthco.com/ cognoscopy/.

178 长期压力与脑萎缩相关：J. Douglas Bremner (2006). "Stress and brain atrophy." *CNS & Neurological Disorders—Drug Targets* 5 (5): 503–12. doi:10.2174/ 187152706778559309.

181 微生物组评估：Marnie Potgieter et al. (2015). "The dormant blood microbiome in chronic, inflammatory diseases." *FEMS Microbiology Reviews* 39 (4): 567–91. doi:10.1093/ femsre/ fuv013.

182 视网膜淀粉样病变成像技术：Yosef Koronyo et al. (2017). "Retinal amyloid pathology and proof-of-concept imaging trial in Alzheimer's disease." *JCI Insight* 2 (16): e93621. doi:10.1172/ jci.insight.93621.

第 13 章 这场巨变不会被报道，也不会有补偿

183 美国独立战争导致 3.7 万人死亡：Wikipedia. "List of Wars by Death Toll." Last modified January 4, 2021. https:// en.wikipedia.org/ wiki/ List_ of_ wars_ by_ death_ toll.